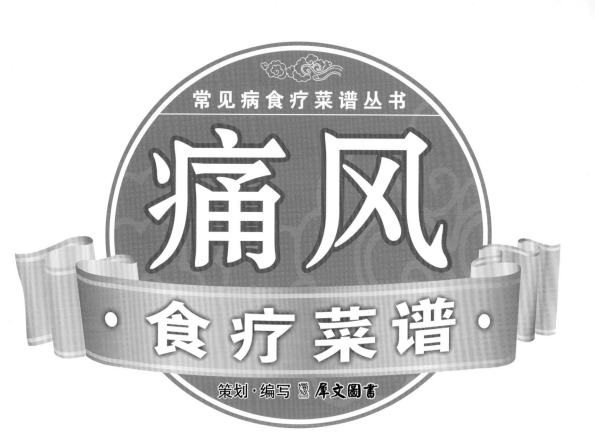

常见病食疗菜谱丛书

痛风

·食疗菜谱·

策划·编写  犀文圖書

U0312090

江苏科学技术出版社

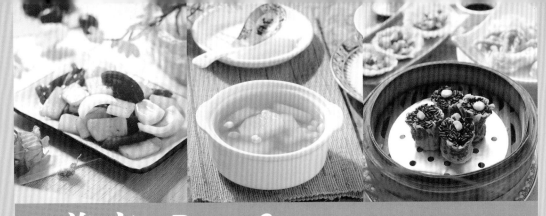

前言 *Preface*

　　随着社会经济、医疗技术的不断发展，人类的生活质量和身体素质也得到相应提高，但紧凑的生活方式、紧张的工作劳动、混乱的饮食习惯，也不断地侵蚀着我们身体的"健康防线"，导致各种各样的疾病趁虚而入，缠扰着本就疲惫不堪的我们。俗话说："家有一老，如有一宝；家有一病，饮食难定。"一人生病，全家人的饮食习惯不得不改变，这样便造成饮食习惯的混乱，并影响到日常生活和工作。因此，我们针对家庭和个人的需求，从传统医学"药食同源"的角度，科学系统地策划出这套《常见病食疗菜谱丛书》，力图为不同病症、不同体质的患者推出科学、营养、健康、安全的食疗菜谱，让患者"对症食疗"的同时，也适合其他家庭成员食用，以此摒除患者和家人在饮食上的产生的"隔阂"，助一家人其乐融融。

　　《常见病食疗菜谱丛书》共10本，包括《肝病食疗菜谱》、《高血压食疗菜谱》、《冠心病食疗菜谱》、《肾病食疗菜谱》、《糖尿病食疗菜谱》、《胃肠病食疗菜谱》、《痛风食疗菜谱》、《防癌食疗菜谱》、《肺病食疗菜谱》、《高血脂食疗菜谱》，每本书均详细地介绍了相应的常见病的基础知识和其患者的饮食原则，并根据常见病的特点，科学系统地介绍了各种常见病症患者适宜食用的食材，有食材的基本知识、营养功效、饮食宜忌以及专家的专业提示，还有相应的食疗菜谱的介绍。本套丛书经济实用，菜例易学易做，是常见病患者家庭的必备一宝。

　　《痛风食疗菜谱》主要介绍痛风的基础知识和痛风患者的饮食宜忌，希望痛风病友们通过此书，以食疗和药疗相结合的方式，尽早摆脱疾病的困扰，活出健康、精彩人生。

目录
Contents

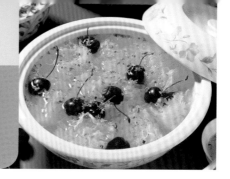

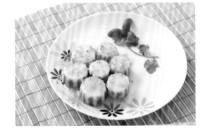

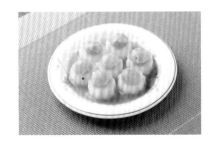

水果类

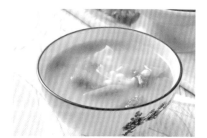

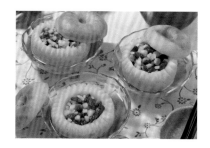

五谷杂粮类

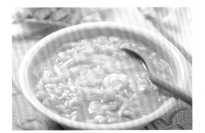

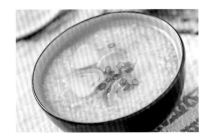

第一章 痛风知识

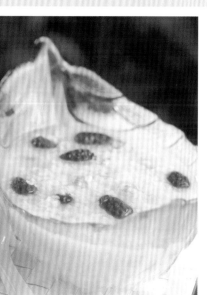

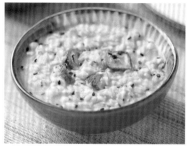

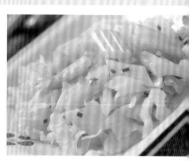

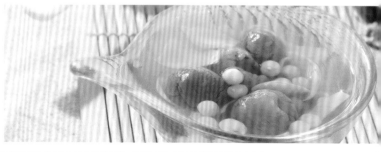

痛风及其基本病症

什么是痛风

痛风又称"高尿酸血症"，由嘌呤代谢障碍引起，属于关节炎的一种。痛风是人体内嘌呤的新陈代谢发生紊乱，尿酸的合成增加或排出减少，造成高尿酸血症，血尿酸浓度过高时，尿酸以钠盐的形式沉积在关节、软骨和肾脏中，引起组织异物炎性反应，即痛风。痛风发作时，关节剧烈疼痛，痛不欲生的"痛"，1～7天，痛像"风"一样吹过去了，所以叫"痛风"。40岁以上的男性多发，发病率高达95%，女性一般在绝经后常见，因为雌激素对尿酸的形成有抑制作用，但是在更年期后会增加发作比率。

痛风基本病症

由于尿酸在人体血液中浓度过高，在软组织如关节膜或肌腱里形成针状结晶，导致身体免疫系统过度反应（敏感）而造成痛苦的炎症。一般发作部位为大拇指关节、踝关节、膝关节等。长期痛风患者有发作于手指关节，甚至耳廓含软组织部分的病例。急性痛风发作部位出现红、肿、热、剧烈疼痛，一般多在子夜发作，可使人从睡眠中惊醒。痛风初期，发作多见于下肢。痛风基本病症包括痛风性肾病、尿路结石和急性梗阻性肾病等。

1. **痛风性肾病**：持续性高尿酸血症，20%尿酸血患者在临床上有肾病变表现，经过数年或更长时间可先后出现肾小管和肾小球受损，少部分发展至尿毒症。尿酸盐肾病与痛风性关节炎的严重程度无关，即轻度的关节炎病人也可有肾病变，而严重的关节炎病人不一定有肾脏异常。早期有轻度单侧或双侧腰痛，之后出现轻度浮肿和中度血压升高。尿呈酸性，有间歇或持续蛋白尿，几乎均有肾小管浓缩功能下降，出现夜尿、多尿、尿相对密度偏低的情况。

2. **尿路结石**：痛风病人的尿呈酸性，因而尿中尿酸浓度增加，较小的结石随尿排出，但常无感觉，尿沉淀物中可见细小褐色砂粒；较大的结石可梗阻输尿管而引起血尿及肾绞痛，因尿流不畅继发感染成为肾盂肾炎。巨大结石可造成肾盂肾盏变形、肾盂积水。单纯尿酸结石X线上不显影，当尿酸钠并有钙盐时X线上可见结石阴影。

3. **急性梗阻性肾病**：见于血尿酸和尿中尿酸明显升高，那是由于大量尿酸结晶广泛性梗阻肾小管所致。痛风常并有高血压、高脂血症、动脉硬化、冠心病及Ⅱ型糖尿病。在年长者痛风死亡原因中，心血管因素远超过肾功能不全因素。但痛风与心血管疾病之间并无直接因果联系，只是两者均与肥胖、饮食因素有关。

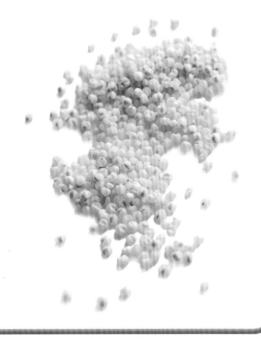

4. **痛风石：**又称痛风结节，是人体内因血尿酸过度升高，超过其饱和度而在身体某部位析出的白色晶体。如同一杯盐水中的盐量超过一定限度后，杯底就会出现白色的沉积物一样。析出的晶体在什么部位沉积，就会在什么部位生成结石，痛风病人除中枢神经系统外，几乎所有组织中均可形成痛风石。痛风石最常见于耳轮，亦多见于踇趾的第一跖趾关节、指、腕、肘及膝关节等处，少数病人可出现在鼻软骨、舌、声带、眼睑、主动脉、心瓣膜和心肌。在关节附近的骨骼中侵入骨质，形成骨骼畸形，或使骨质遭受损毁。这种痛风结节也可在关节附近的滑囊膜、腱鞘与软骨内发现。痛风石大小不一，小的如芝麻，大的如鸡蛋。有些痛风石用肉眼不能看到，但在偏振光显微镜下可以见到呈白色的针状晶体，这些微小的晶体可以诱发痛风性关节炎的发作，还可造成关节软骨和骨质破坏，周围组织纤维化，导致慢性关节肿痛、僵直和畸形，甚至骨折。有些痛风石沉积在体表，如耳轮和关节周围，我们的肉眼就可以看到。还有些痛风石沉积在肾脏，引起肾结石，诱发肾绞痛。

5. **急性关节炎：**精神紧张、过度疲劳、进食高嘌呤饮食、关节损伤、手术、感染等为常见诱因。起病急骤，多数患者在半夜突感关节剧痛而惊醒，伴以发热等全身症状。早期表现为单关节炎，以第一跖趾及踇趾关节为多见，其次为踝、手、腕、膝、肘及足部其他关节。若病情反复发作，则可发展为多关节炎，受累关节红、肿、热、痛及活动受限，大关节受累时常有渗液。伴有发热，体温可达 38 ～ 39℃，有时出现寒战、倦怠、厌食、头痛等症状。一般历时 1 ～ 2 周症状缓解，关节炎消退，活动完全恢复，局部皮肤由红肿转为棕红色而逐渐完全消去。有时可出现脱屑和瘙痒，为本病特有的症状。间歇期可数月或数年，有的患者终生仅发生 1 次，但多数患者在 1 年内复发，每年发作 1 次或发作数次。

6. **肾脏病变：**大约有 20% ～ 25% 的原发性痛风患者合并肾结石，其中约 85% 属于尿酸结石。结石较大时可有肾绞痛、血尿等症状。由于尿酸结石可透过 X 线，因此需通过肾盂造影才能发现。约有 20% ～ 40% 的患者早期可有间歇性少量蛋白尿。晚期常因间质性肾炎或肾结石而导致肾功能不全。此外，痛风患者常伴高血压、肥胖、动脉硬化、冠状动脉粥样硬化性心脏病等。

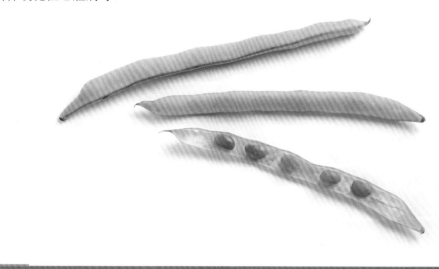

痛风发病原因及发病机制

发病原因

1. 尿酸高：核酸氧化分解的内源性嘌呤占总嘌呤的80%，食物等外源性嘌呤占总嘌呤的20%，进食含有过多嘌呤成分的食品，而在新陈代谢过程中，身体未能将嘌呤进一步代谢成为可以从肾脏中经尿液排出之排泄物。血中尿酸浓度如果达到饱和的话，这些物质最终形成结晶体，积存于软组织中。如果有诱因引起沉积在软组织如关节膜或肌腱里的尿酸结晶释出，那便导致身体免疫系统出现过敏而造成炎症。如果血中尿酸浓度长期高于这个饱和点，医学上称为"高尿酸血症"。

2. 进食过多高嘌呤成分丰富的食品：动物类内脏如脑、肝、肾、心、肚和颜色深的肉类、西式浓肉汤、牛素、鸡精等；海产类如沙甸鱼、仓鱼、鲱鱼、牙带鱼、多春鱼、带子、海参、瑶柱、蚝、青口、司鲶、虾米、小鱼干、鱼皮、鱼卵等；鹅肉、野生动物肉等；硬壳果如花生、腰果等；酒（过量）。植物幼芽部分一般含中度嘌呤成分，不可多食。

3. 由饮食，天气变化如温度、气压突变，外伤等多方面引发的痛风。饮酒容易引发痛风，因为酒精在肝组织代谢时，大量吸收水分，使血浓度加强，使得原来已经接近饱和的尿酸，加速进入软组织形成结晶，导致身体免疫系统过度反应（敏感）而造成炎症。

发病机制

血液中尿酸长期增高是痛风的发病机制。人体尿酸主要来源于两个方面：

1. 人体细胞内蛋白质分解代谢产生的核酸和其他嘌呤类化合物，经一些酶的作用而生成内源性尿酸。

2. 食物中所含的嘌呤类化合物、核酸及核蛋白成分，经过消化与吸收后，经一些酶的作用生成外源性尿酸。尿酸的生成是一个很复杂的过程，需要一些酶的参与。

痛风就是由于各种因素导致这些酶的活性异常，例如促进尿酸合成酶的活性增强，抑制尿酸合成酶的活性减弱等，从而导致尿酸生成过多。或者由于各种因素导致肾脏排泄尿酸发生障碍，使尿酸在血液中聚积，产生高尿酸血症。高尿酸血症如长期存在，尿酸将以尿酸盐的形式沉积在关节、皮下组织及肾脏等部位，引起关节炎、皮下痛风结石、肾脏结石或痛风性肾病等一系列临床表现。本病为外周关节的复发性急性或慢性关节炎，是因过饱和高尿酸血症体液中的单钠尿酸盐结晶在关节、肌腱内及其周围沉积所致。痛风患者男女发病比例为20∶1，女性痛风发病率低的主要原因是：女性体内雌激素能促进尿酸排泄，并有抑制关节炎发作的作用。如果是遗传之痛风病患者，因为代谢不全的关系，多数并有原发性高血压症。

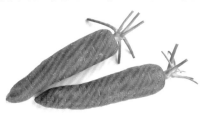

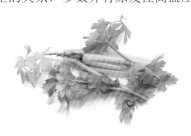

痛风分类及临床表现

痛风分类

痛风的起因是血尿酸过多，按高尿酸血症形成的原因，可将痛风分为原发性和继发性两类。在此基础上，根据尿酸生成和代谢情况，又可进一步分为生成过多型和排泄减少型。

1. 尿酸生成过多型：属于高排泄型。主要是因为核酸代谢增强所致，即各种原因引起嘌呤碱基合成过多或降解过快，嘌呤代谢产物过多，导致血尿酸增多。

2. 尿酸排泄减少型：判断尿酸生成过多和排泄减少的方法主要有以下四种：

（1）24 小时尿中尿酸定量测定。正常尿中尿酸排泄量小于 800 毫克 / 天（普食）或小于 600 毫克 / 天（低嘌呤饮食）属排泄不良型。正常尿中尿酸排泄量小于 800 毫克 / 天（普食）或大于 600 毫克 / 天（低嘌呤饮食）属生成过多型。

（2）尿酸清除率 (Cua) 测定尿酸 (Uua)。测定方法是准确收集 60 分钟尿，留中段尿，同时采血测血尿酸，计算每分钟尿酸排泄量与血清尿酸值之比，正常范围在 6.6 ～ 12.6 毫升 / 分。如果 Cua 大于 12.6 毫升 / 分，属生成过多型，若小于 6.6 毫升 / 分，可判断为排泄减少型。

（3）Cua 与肌酐清除率 (Ccr) 比值测定。即 Cua/Ccr×100%，若大于 10% 属生成过多型，若小于 5% 属排泄减少型。随意尿与 24 小时尿的 Cua/Ccr 呈显著正相关，故在门诊可采用简便的一次尿计算法。

（4）随意尿中尿酸 / 肌酐比值测定。随意尿中尿酸 / 肌酐比值是最简便的方法，若大于 1.0 属生成过多型，若小于 0.5 可判断为排泄减少型。

临床表现

1. 急性发作期的痛风病症状：发作时间通常是下半夜。该阶段的痛风症状表现为脚踝关节或脚趾、手臂、手指关节处疼痛、肿胀、发红，伴有剧烈疼痛。用显微镜观察，会发现患处组织内有松针状尿酸盐沉淀，就是尿酸盐沉淀引起的剧烈疼痛。请注意，发病期的血尿酸由于已经生成沉淀，所以尿酸值比平时最高值低。

2. 间歇期的痛风病症状：该阶段的痛风症状主要表现是血尿酸浓度偏高。所谓的间歇期是指痛风两次发病的间隔期，一般为几个月至一年。如果没有采用降尿酸的方法，发作会频繁，痛感会加重，病程会延长。

3. 慢性期的痛风病症状：该阶段的痛风症状主要表现是存在痛风石、慢性关节炎、尿酸结石和痛风性肾炎及并发症。此时痛风频繁发作，身体部位开始出现痛风石，随着时间的延长痛风石逐渐变大。

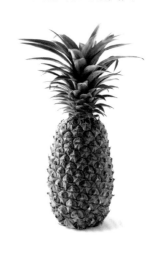

急性痛风

急性痛风症状

痛风可以分为慢性痛风和急性痛风。急性痛风首次发作都比较急，而且常常在半夜或者凌晨发作，让患者措手不及。这时痛风的症状通常较轻，如果能在这时抓紧治疗的话，可以取得不错的效果。因此，我们对急性痛风症状有哪些要有所了解，以便及时发现病症，有效治疗。

急性发作期痛风的症状主要是关节炎表现，一般在受累关节部位出现剧痛症状，在病发的早期较常侵犯单一关节，其中约有半数发生于一脚掌骨关节，但发展到后来，也很可能会侵犯多处关节，有时也可能只侵犯其他部位。痛风常犯部位包括大脚趾、脚背、脚踝、脚跟、膝、腕、手指和肘等部位，但其他部位也会发作。

另外，痛风病人会在晚上开始发生剧疼及关节发炎的情形，有时候也会同时出现发烧症状，此种情形的发作常常见于饮食过量，尤其是宴客、饮酒、药物、外伤或手术后，有时在脚踝扭伤后也会引发，尤其是脱水时。临床上在病人就睡前可能尚无任何异样，但痛风发作时所引起的剧痛可能会使病人从睡梦中痛醒，且在受犯关节处会出现严重红肿热痛现象，令人疼痛难耐。症状会由轻度而变严重，发冷与颤抖现象也会因而加重，最痛时有如撕裂般，令人无法忍受，而后症状再慢慢减轻。

急性发作期痛风的症状主要是局部出现红肿热痛，且常伴随发烧症状，有些病人还可能出现关节肿大积水。所以，一旦出现这些症状，就要给予及时有效的治疗，争取控制住病情的继续发展。

急性痛风注意事项

急性痛风作为痛风分类的一种，在生活中发病迅速，给予患者突然的侵袭。这时候很多的急性痛风患者由于准备不及时，不知道应该注意什么，从而导致急性痛风病情的加重。急性痛风需注意什么？患者理所当然需要了解。

患有急性痛风后，治疗是关键。然而在治疗过程中，需要患者注意的事项也很多，不仅仅表现在饮食方面，还表现在日常生活中的多个方面。尤其对于急性发作期的患者来说，更要做好日常护理。

急性痛风发作时，在饮食方面要做到少食用含嘌呤过高的食物，如肝、肾、脑等，还要多饮用一些水，这样容易使体内的垃圾物质随着尿液排出。病人要注意卧床休息，局部冷敷。防止或减少尿酸盐向组织内沉积。忌酒，特别是啤酒。禁用肝浸膏、维生素 B_{12} 和磺胺类药物。

对于痛风急性发作期的患者而言，若做好以上几点，将有助于疾病的及早康复，使患者能更早地独立行走。

慢性痛风

慢性痛风在生活中给人体造成的危害相当大。这种危害性表现在慢性痛风多种多样的症状上面，主要症状有痛风石、慢性关节炎、肾脏病。

痛风石：由于尿酸沉积于结缔组织，逐渐形成痛风石。痛风石出现的时间在发病后 3～4 年，以后逐渐增多。尿酸沉积于关节内和关节附近，与血尿酸浓度密切有关。初期形成的结石较软，表皮红色，内含乳白色液体，其中有尿酸钠结晶。数周内，急性症状消失，形成肾硬痛风石，并逐渐增大，使关节受到破坏，关节强直、畸形，关节活动受限。痛风石可以溃烂，形成瘘管，化脓较罕见。

慢性关节炎：经过 10～20 年演变，累及上下肢诸多关节。由于痛风石的不断增大增多，软骨及关节周围结缔组织尿酸盐沉着，纤维增殖，骨质破坏，导致关节强直、畸形，可出现假性类风湿性关节炎样关节，使功能完全丧失。

肾脏病：痛风的肾脏病变可分为尿酸盐性肾脏病和尿酸性肾脏病。它们的发生与长期高尿酸血症有关。

老年人痛风的特点

痛风在老年人群中的复发率是非常高的，老年慢性痛风主要是多基因遗传性肾脏排尿酸障碍，其次是多基因遗传性尿酸产生过多，这类患者往往有较长病史。

老年患者继发性痛风较多，老年患者中女性痛风占较大比例，这是由于女性患者痛风大多发生于绝经期后的缘故。

老年患者常有痛风前驱症状，表现为游走性关节刺痛、低热乏力、皮肤潮红、瘙痒等。老年患者影响多关节者较多，其原因可能与多种因素有关，包括同时具有慢性疾病，长期使用某些药物以及老年患者可能具有多关节发病的倾向，而且可以没有急性间歇性单关节炎的病史。

老年患者较易影响手部小关节，其中老年女性更为多见，有时与骨性关节炎较难鉴别，关节边缘的侵入性改变和骨溶解是痛风的特征性改变。

老年患者在疾病早期极易发生痛风石，且可以发生在非典型部位。

老年患者的发病常与长期使用利尿剂或与肾功能减退有关。长期使用利尿剂的原因主要是合并高血压和心脏病。

老年患者常有高血压、动脉硬化、糖尿病和不同程度肾功能不全，应考虑痛风和这些伴发病在治疗上的矛盾及药物的相互作用，不能忽视对原发病的诊治。

痛风高发人群

1. **性别因素**：男人比女人易患痛风，男女发病比例为 20∶1。而且，女性患痛风几乎都是在绝经以后，这可能与卵巢功能的变化及性激素分泌的改变有一定的关系。痛风偏爱男性的原因是：男性喜饮酒、赴宴，喜食富含嘌呤、蛋白质的食物，使体内尿酸增加，排出减少。有医生统计，筵席不断者，发病者占 30%。

2. **年龄因素**：年龄大的人比年纪轻的人易患痛风，发病年龄约为 45 岁。不过，由于近年来人们生活水平普遍提高，营养过剩，运动减少，痛风正在向低龄化发展，现在 30 岁左右的痛风患者也很常见。

3. **体重因素**：肥胖的中年男性易患痛风，尤其是不爱运动、进食肉类蛋白质较多、营养过剩的人比营养一般的人易患痛风。

4. **职业因素**：企事业干部、私营企业主等社会应酬较多人群和脑力劳动者易患痛风。

5. **饮食因素**：进食高嘌呤食物过多的人易患痛风，贪食肉类的人比喜欢素食的人易患痛风，常吃火锅者也易患。

6. **饮酒因素**：酗酒的人较不饮酒的人易患痛风。

7. **遗传因素**：痛风是一种遗传缺陷性疾病，具有明显的遗传倾向，有痛风病家族史者易患痛风。

以上七个因素潜伏着痛风高发人群，我们在日常生活中需要加以注意。在目前尚无条件进行大规模血尿酸检测的情况下，至少应对下列人员进行血尿酸的常规检测：

1. 60 岁以上的老年人，无论男、女及是否肥胖。

2. 肥胖的中年男性及绝经期后的女性。

3. 高血压、动脉硬化、冠心病、脑血管病（如脑梗死、脑出血）病人。

4. 糖尿病患者（主要是 II 型糖尿病）。

5. 原因未明的关节炎，尤其是中年以上的病人，以单关节炎发作为特征。

6. 肾结石，尤其是多发性肾结石及双侧肾结石病人。

7. 有痛风家族史的成员。

8. 长期嗜肉类，并有饮酒习惯的中年以上的人。

凡属于以上所列情况中任何一项的人，均应主动去医院做有关痛风的实验室检查，以及早发现高尿酸血症与痛风，不要等到已出现典型的临床症状（如皮下痛风结石）后才去求医。如果首次检查血尿酸正常，也不能轻易排除痛风及高尿酸血症的可能性。以后应定期复查，至少应每年健康检查一次，这样可使痛风的早期发现率大大提高。

痛风的检查

鉴别诊断

根据病史和临床表现，检测血液中含有尿酸的浓度可进一步明确诊断。痛风在临床上可分为四个阶段：

第一阶段为高尿酸症期，病人除了血尿酸升高外，并未出现痛风的临床症状。

第二阶段为痛风早期，血尿酸持续性增高，导致急性痛风性关节炎突然发作，绝大多数人是在睡梦中像被刀割般的疼痛所惊醒。首发部位常是脚的大拇趾，关节红肿、灼热发胀，不能盖被子，脚伸在外边，若有轻微的风吹过或稍有触碰，活动一下脚趾头，立马像钻心一样疼痛，但在几天或数周内会自动消失，这种"来去如风"的现象，称为"自限性"。一次疼痛之后，看起来关节的炎症消除了，实际上尿酸的结晶并没有消失，它还在继续作怪，渐渐关节变得肿胀僵硬、屈伸不利。

第三阶段为痛风中期，由刚开始发病时的一个脚趾关节，痛风性关节炎反复急性发作，几次急性发作以后，逐渐波及到指、趾、腕、踝、膝关节等全身关节，进而周围的软组织和骨质也遭到不同程度的破坏和功能障碍，尿酸结晶不断沉积，慢慢地形成了结石一样的"痛风石"。此时，肾功能正常或表现为轻度下降。

第四阶段为痛风晚期，患者关节畸形及功能障碍日益严重，痛风石增多，体积增大，易破溃流出白色尿酸盐结晶，由于关节永久性畸形，影响了日常学习、工作和生活，给病人带来极大的身心痛苦。尿酸盐不断沉积到肾脏里，形成肾结石等，临床出现浮肿、少尿、蛋白尿、夜尿增多、高血压、贫血等

提示肾功能受到损害，肾功能明显减退。病情进一步恶化，则出现不易逆转的肾功能衰竭而危及生命。

痛风要做哪些检查

在日常生活中，很多人得了痛风还浑然不知，结果导致痛风越来越严重，甚至还会影响患者的生命，因此，我们对于痛风的检查异常关键。

1. 血尿常规和血沉检查

血常规和血沉检查：急性发作期，外周血白细胞计数升高，中性白细胞相应升高。肾功能下降者，可有轻、中度贫血，血沉增快。

尿常规检查：病程早期一般无改变，累及肾脏者，可有蛋白尿、血尿、脓尿，偶见管型尿；并发肾结石者，可见明显血尿，亦可见酸性尿石排出。

2. 血尿酸测定

急性发作期绝大多数病人血清尿酸含量升高，缓解期间可以正常。

3. 尿酸含量测定

尿酸排泄正常，不能排除痛风，而尿酸大于 750 毫克／天，提示尿酸产生过多，尤其是非肾源性的继发性痛风，血尿酸升高，尿酸亦同时明显升高。

4. 关节腔穿刺检查

急性痛风性关节炎发作时，肿胀关节腔内可有积液，以注射针抽取滑液检查，具有极其重要的诊断意义。即使在无症状期，亦可在许多关节找到尿酸钠结晶，约 95% 以上急性痛风性关节炎滑液中可发现尿酸盐结晶。

痛风引起的并发症

肾机能障碍：痛风如果没有得到良好的治疗，则高尿酸血症会长期持续，会使过多的尿酸盐结晶沉淀在肾脏内，造成痛风性肾病，或引起肾机能障碍。

缺血性心脏病：所谓缺血性心脏病，是指输送氧气及营养给心脏肌肉的冠状动脉硬化或阻塞，以致血液的流通受到阻碍，因而引起胸痛及心肌坏死，主要有狭心症及心肌梗死。这就好像自来水管一样，由于污垢阻塞的关系，水管口径愈来愈小，终致水流量减少或完全不通。严格来说这种情况所有人均会发生，所不同的是有些人会受到特殊因素的影响而加速进行而已，目前美国心脏病协会就把痛风列为缺血性心脏病的危险因素及动脉硬化的促进因子。因为痛风如未好好治疗，持续的高尿酸血症会使过多的尿酸盐结晶沉淀在冠状动脉内，加上血小板的凝集亢进，均加速了动脉硬化的进展。

肾结石：据统计，痛风病人出现肾结石的机率为正常人的一千倍左右。排尿的主要作用是排出新陈代谢所产生的各种废物，但如果尿液太少的话，这些物质中溶解度较小的草酸钙、磷酸钙、尿酸等物质就会形成结晶——微小结石。通常人会在不知不觉中将这些微小结石排出。上述结石形成的原因，就是改变了尿液中的某些成分，打破了尿液的平衡，先形成微小结石，在致病因素的长期作用下，结晶不断长大，最终发展成有临床意义的肾结石。由于尿中的尿酸量越多、酸碱度越酸，越容易发生结石，因此必须多喝开水、服用小苏打以防止肾结石的发生。

肥胖症：我国由于经济快速增长，生活水平提高，人们所摄入的营养日渐丰盛，因此肥胖的人越来越多。肥胖不但会使尿酸合成亢进，造成高尿酸血症，也会阻碍尿酸的排泄，易引起痛风、合并高血脂症、糖尿病等。其主要原因为经常暴饮暴食，因此肥胖者应减肥。

高血脂症：痛风的人较常暴饮暴食，且多有肥胖现象，因此合并高血脂症的很多，这与发生动脉硬化有很密切的关系。

糖尿病：对痛风病患者做口服葡萄糖负荷试验，结果发现有 30% ～ 40% 合并"轻症非胰岛素依赖型"糖尿病。那是肥胖及暴饮暴食引起胰岛素感受性低所致，如能早期就用饮食疗法，并控制体重，胰岛素的感受性很快即可复原。

高血压：痛风病人大约一半合并高血压，除了上述因肾机能障碍引起的肾性高血压之外，痛风病人合并肥胖症也是原因之一。由于高血压治疗药常使用降压利尿剂，会抑制尿酸排泄，而使尿酸值升高，此点必须注意。

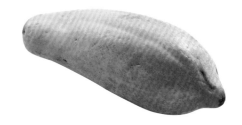

痛风饮食原则

痛风病患者在饮食上要注意以下几个方面：

1. **控制总热能摄入**：控制每天总热能的摄入，少吃碳水化合物。此外，还要少吃蔗糖、蜂蜜，因为它们含果糖很高，会加速尿酸生成。

2. **限制蛋白质摄入**：多选用牛奶、奶酪、脱脂奶粉和蛋类，它们所含嘌呤少。尽量别吃肉、禽、鱼类，如一定要吃，应将肉煮沸后弃汤食用。这是因为嘌呤易溶于水，汤中含量很高。豆制品虽然蛋白质含量较高，但痛风患者不宜食用，因为含嘌呤成分较高，例如黄豆、豆腐、豆干等。

3. **限制嘌呤摄入**：嘌呤是细胞核中的一种成分，只要含有细胞的食物就含有嘌呤，动物性食品中嘌呤含量较多。要避免或禁食动物内脏、虾蟹、浓肉汤、食用菌类、海藻类、凤尾鱼、沙丁鱼、蛤类、豆类及啤酒等高嘌呤类食物。

4. **多吃碱性食品**：如蔬菜（冬瓜、马铃薯）、水果（西瓜、青梅、柠檬）等，可以降低血液和尿液的酸度，对痛风患者更有利。发面面食、放碱的粥类，因含碱性物质可促进尿酸排泄，保护肾脏，倡导食用。

5. **多饮水保障尿量充沛**：平时应多喝白开水、矿泉水和果汁等，促进尿酸排泄。不要喝浓茶，浓茶容易引起痛风发作。

6. **减少脂肪摄入**：少吃脂肪，因脂肪可减少尿酸排出。痛风并发高脂血症者，脂肪摄取应控制在总热量的20%～25%。

7. **限制盐的摄入**：食盐中的钠离子可使人体血容量增加，引起水肿及血压升高，导致心、肾负荷加重。痛风病人多为中老年人且易合并高血压及动脉硬化，故应限制摄入过多的食盐。烹调时不宜太咸，宜清淡。当痛风合并肾脏病变，尤其是出现水肿，或者合并冠心病及高血压时，更应限制食盐的摄入。

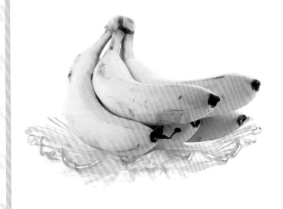

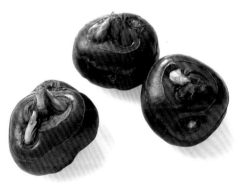

8. **避免饮酒**：酒中的乙醇可直接加快人体内嘌呤合成的速度，使其产量增加；酒中的乙醇可刺激人体内乳酸合成增加，而乳酸可抑制肾脏排泄尿酸的功能，容易引起泌尿系统结石；某些酒类，尤其是啤酒在发酵过程中可产生大量嘌呤，对痛风病人极为不利。在一般人的心目中总认为啤酒比较安全，但对痛风病人并非如此，应当列为禁忌。

9. **少吃辣椒等调料**：辣椒、咖喱、胡椒、花椒、芥末、生姜等调料均能使植物神经兴奋，诱使痛风发作，应尽量少吃。

10. **忌食火锅**：这是因为火锅原料主要是动物内脏、虾、贝类、海鲜等，嘌呤含量高，吃完火锅再饮啤酒，自然是火上添油了。调查证明，涮一次火锅比一顿正餐摄入的嘌呤量高10倍，甚至数十倍。痛风与糖尿病一样，关键是自己控制饮食，多食含嘌呤低的碱性食物，如瓜果、蔬菜，少食肉、鱼等酸性食物，做到饮食清淡，低脂低糖，多饮水，以利体内尿酸排泄。

11. **营养分配要合理**：在限制总热量前提下，三大营养素的分配原则是，高碳水化合物、中等量蛋白质和低脂肪。碳水化合物包括米面、蔬菜和水果等，应占总热量的55% ～ 60%。这也符合国人的饮食习惯，如此，还可以减少脂肪分解产生酮体，有利于尿酸盐排泄。

12. **痛风病人的主食应以细粮为主**：粮食是一日三餐必不可少的主食。痛风病人每日主食应以细粮为主还是粗粮为主，这是一个很重要的实际问题。对痛风病人来说，应以细粮为主食。可选择上等大米或精白米、上等白面（富强粉）、精制挂面、高级白面包及饼干等，这些细粮及其制品中嘌呤含量很少。而各类粗粮中的嘌呤含量则明显高于上述细粮，例如玉米、小米、高粱、黑面粉、糙米、荞麦、燕麦片、黑面包及山芋干等，故痛风病人应少吃或不吃粗粮类及其制品，此点与糖尿病病人恰好相反。糖尿病病人宜吃含纤维成分较多的粗粮类，如果痛风病人同时有糖尿病，主食仍以吃细粮为主，纤维素类食物可用蔬菜代替。

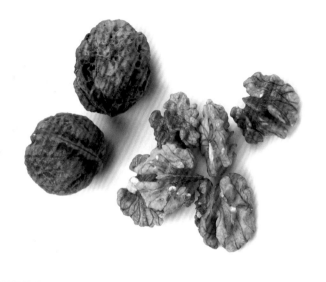

痛风患者饮食须知

痛风属于日常生活中的多发疾病，痛风的发生和很多的因素有联系，其中饮食是日常生活中最为常见的一个因素，合理的饮食结构对痛风患者很重要，暴饮暴食很容易引发痛风。

人们把痛风比喻为"富贵病"，这说明痛风是与吃喝分不开的。古代把痛风和暴饮暴食联系起来，现代人仍认为，饮食无度、肥胖等是导致痛风的因素。过量食用高嘌呤、高蛋白食物，如动物内脏、海鲜、肉类、啤酒等可能会导致痛风的发作。因为从饮食中来的嘌呤绝大部分生成尿酸，很少被机体利用，而且这种嘌呤含量对尿酸的浓度有很大影响，尤其是肾脏排泄尿酸已存在障碍的患者，从食物中摄入的嘌呤量直接影响血液中尿酸的水平，极易引起痛风的急性发作。许多痛风患者记忆犹新，痛风的首先是在酒宴之后，半夜里突然脚趾关节剧烈疼痛、红肿发热。中年肥胖的男性脑力劳动者痛风发病较多。据研究发现，超重或者肥胖者血尿酸均值及高尿酸血症检出率，均显著高于体重正常者或偏低者。

痛风患者要合理控制饮食，不能大吃大喝，特别是含有高嘌呤的食物，因高嘌呤最终分解代谢产生高血尿酸而引发痛风。痛风患者的一个总体饮食原则是：少食中等嘌呤食物，不食高嘌呤食物。这样可以降低血尿酸水平，而不至于产生尿酸盐结晶，从而使关节组织免受损伤。

健康饮食推荐

痛风患者应该多吃五谷杂粮、蛋类、奶类、水果、蔬菜等低嘌呤的食物；以及可利于尿酸排泄的碱性食物，推荐每日蔬菜的摄入量应达到 500 克，如：青菜、红萝卜、黄瓜、番茄、白菜等碱性食物；还要多吃富含活性酶的食物和增加 B 族维生素及维生素 C 的摄入。平时多吃蔬菜，少吃饭，将西岸多种植物复合胶囊一起随餐服用，早晚各一次即可。

同时，专家建议服用一些食品营养补充剂，因为对于尿酸高或已经患有痛风的人，在长期控制摄取高蛋白的情况下，不仅需要补充人体内所缺失的营养，而且在补充营养的同时还有利于嘌呤的排出，做到降低尿酸值和缓解痛风的作用。例如西岸多种植物复合胶囊，其含有的樱桃提取物能有效地阻止有害物质沉积在骨骼上，芹菜子提取物有消肿、止痛、利尿、开通阻滞等功效，而柠檬叶提取物有利于肾脏排泄有害物质。这些成分全部是从天然的植物中萃取的，其纯正天然的品质更利于人体吸收，并且没有副作用，特别健康，适用于患有痛风、长期食用高嘌呤食物的人群。

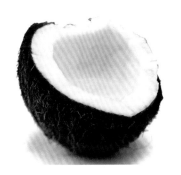

具体饮食宜忌

1. 适宜吃的低嘌呤食物

（1）主食类：大米、玉米、小米、糯米、小麦、燕麦、麦片、面条、馒头、面包、高粱、通心粉、土豆、红薯、芋头等。

（2）奶类：鲜奶、炼乳、奶酪、酸奶、奶粉等。

（3）蛋类：鸡蛋、鸭蛋、皮蛋等。

（4）蔬菜类：白菜、卷心菜、芹菜、芥菜叶、韭菜、韭黄、番茄、茄子、黄瓜、冬瓜、丝瓜、苦瓜、萝卜、甘蓝、洋葱、葱、蒜、姜、黑木耳等。

（5）水果及干果类：苹果、香蕉、红枣、黑枣、梨、芒果、橘子、橙、柠檬、葡萄、石榴、桃子、西瓜、木瓜等。

（6）油脂类：植物油、瓜子、黄油、奶油、杏仁、核桃、榛子等。

（7）饮品类：苏打水、蜂蜜、矿泉水、淡茶、果汁等。

（8）其他：酱类、蜂蜜及调味品。

2. 限制吃的中等嘌呤食物

（1）豆类及其制品：四季豆、青豆、菜豆、豌豆、绿豆、红豆、黑豆、蚕豆、豆苗、豆腐、豆腐干、乳豆腐、豆奶、豆浆、黄豆芽等。

（2）肉类：鸡肉、鸭肉、鹅肉、狗肉、鸽肉、鹌鹑、猪肉、牛肉、羊肉、鹿肉、兔肉、火腿等。

（3）水产类：螃蟹、青鱼、鲑鱼、金枪鱼、龙虾、草鱼、鲤鱼、鳕鱼、鳗鱼、鳝鱼、田螺、鲍鱼、鱼翅等。

（4）蔬菜类：菠菜、冬笋、芦笋、海带、金针菇、银耳、蘑菇、菜花等。

3. 禁止吃的高嘌呤食物

（1）豆类及蔬菜类：黄豆、扁豆、紫菜、香菇等。

（2）动物内脏：心、肝、肠、肚、肾等，如猪肝、牛肝、鸡肝、鸭肝、猪肠、牛肠、鸡肠、鸭肠、猪心、猪肚、猪肾等。

（3）水产类：沙丁鱼、鱼卵、鱼干、鲢鱼、乌鱼、带鱼、鲳鱼、蛤蜊、牡蛎、蚝、虾类等。

（4）其他：发酵食物、酒精等。

得了痛风，除了按照常规的办法进行药物治疗外，饮食控制是痛风患者面临的最大问题，但也不宜过分谨小慎微，应注意营养的全面吸收。在痛风急性发作期应严格控制饮食，但在缓解期饮食可适当放宽一些，这才是饮食治疗成功的关键。

痛风的预防

痛风虽然与遗传有密切的关系，但后天性的一些因素对促使痛风的发生有重要影响。这些后天因素包括饮食习惯、营养状况、工作及生活条件、嗜好、体力活动等。先天遗传因素目前虽无法改变，但后天因素则完全可通过个人的努力予以改善。下列一些措施对预防痛风的发生有很大的作用：

1. 养成良好的饮食习惯，尽量避免吃嘌呤含量较高的饮食。多饮水，保持每日有充足的尿量，不要等感到口渴很明显时才想到饮水。

2. 根据工作与活动量安排一日三餐。定时、定量进食，不要吃得过饱，也不要随意增加进餐次数，以免热能及营养过剩而导致肥胖，应保持理想体重。

3. 对从事脑力劳动及办公室工作的人员，应避免长时间地持续用脑与久坐，要注意劳逸结合。每日应安排一定时间的运动和体力活动，并要持之以恒，切勿成为"书痴"和"工作狂"。

4. 生活要有规律，按时作息。消除不良的生活习惯，尤其是彻夜的伏案工作，通宵达旦地玩牌、看电视或电影等，均对身体危害极大。情绪要平和，心情要乐观。

5. 戒除不良嗜好，如吸烟、酗酒等。

6. 每隔 1 ～ 2 年检查一次血尿酸，以及时发现早期高尿酸血症，采取有效措施使血尿酸恢复正常，则可防止其发展为痛风。

只要坚持上述预防措施，发生痛风的机会将大大减少。对有痛风家族史的人，肥胖以及高血脂、高血压、糖尿病患者，积极预防痛风的发生尤为重要，因为这些人群发生痛风的几率远远超过一般人群。对已患痛风的病人，坚持执行上述的预防措施，也对稳定病情，防止病变进展与加剧大有裨益。

痛风患者心理疗法

主要的方法是谈心，即采取闲谈、聊天、摆家常及问病情等方式，接近患者，了解病人的心理活动特点和心理状态，消除患者的各种消极思想，帮助患者建立良好的心理状态，为治好疾病做好心理上的准备。具体做法有：

1. 解释：就是根据患者存在的思想顾虑，讲述有关的医学科学知识，帮助他们消除顾虑，丢掉思想包袱，增强战胜疾病的信心。

2. 开导：就是通过正面说理，让患者认识到"喜怒不节"的情志失调，是导致疾病的重要原因之一，而"和其喜怒"和"喜怒有度"是养生长寿的根本，引导患者自觉地戒除烦恼，调和情志。

3. 讲解：就是向患者讲解医学知识，讲解该病的发生、发展和转归，以及如何自我护理及调治。通过讲解，让患者知道如何防治疾病，如何自我调理，配合医护人员共同提高治疗的效果。

4. 巩固：即避免重复惰志刺激，指在医护人员诊治病人的过程中，应努力做到避免患者再次受到心理、社会的精神刺激，巩固已有疗效，否则于病情不利。

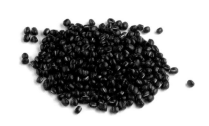

痛风的治疗原则

痛风被确诊后，应先到正规医院的痛风专科做必要的检查，找出痛风的致病原因以及是否患有相关疾病。然后再接受专科医师的治疗，遵医嘱使用降尿酸的药物，同时坚持自我保健与合理治疗相结合。痛风治疗的总体原则：

1. 控制嘌呤的摄入

痛风病急性发作时要尽快终止其发作症状，控制急性痛风性关节炎。要积极控制外源性嘌呤的摄入，以嘌呤含量低的食物为主食，少吃嘌呤含量高的食物，限制中嘌呤含量食物的摄取，以减少尿酸的来源，同时用一切治疗手段促进尿酸从体内排泄，但应根据病情轻重、所处病期、合并症、降尿酸药的应用情况等具体对待。

2. 减少尿酸的滞留

减少尿酸合成，促进尿酸排泄，从而纠正高尿酸血症，使血尿酸浓度经常保持在正常范围内，以争取病情好转，防止尿酸结石形成和肾功能损害。

3. 有效的药物治疗

通过饮食控制和药物治疗，完全可以控制痛风的急性发作，阻止病情加重和发展，逐步改善体内嘌呤代谢，降低血中尿酸的浓度，减少其沉积，防止并发症。对于继发性痛风症，要查清病因，对症治疗。要尽快终止急性痛风性关节炎的发作，发挥药物治疗的效果。但不能过量使用药物，特别是西药治疗，比如说消炎药、止痛药等，药量不是越多越好，应合理运用。

4. 定期复查血尿酸

痛风一旦发生就难以治愈，所以要注意预防，最好的办法就是定期检查血尿酸浓度（每3个月一次），一旦发现血尿酸浓度超过正常值，就要服用降尿酸药物，减少痛风性关节炎的急性发作频率，最大限度地减少复发次数，防止慢性痛风性关节炎的形成及其对关节造成的损害，保证关节功能正常。只要控制了高尿酸血症，痛风就不会发生。

5. 充足的水分摄入

要多饮水，促进尿液的排出，使每天尿量在 2000ml 以上。

6. 适当的体育活动

科学地进行健康指导，稳定病人的健康状况，增强体质，控制病情发展，使病人能正常的生活与工作。

痛风的治疗讲究一定的原则，治疗疾病不是盲目的吃药，且需注意饮食，合理的饮食习惯，才能更好更快地减小痛风的发病频率，最终控制痛风病不再复发。

痛风的护理与措施

护理

痛风患者要想恢复健康，应该在护理方面多下功夫，因为护理的好坏直接关系着痛风治疗效果的好坏。

首先是生活护理：起居有常，不可过劳，情绪稳定，防止受寒，注意双足的保温，易发部位不要裸露，不可风吹、湿冷等。痛风患者需穿保暖、宽松适度的鞋，少走路避免损伤。

其次是饮食护理：饮食对痛风患者尤为重要。在注意平衡膳食的总原则下，选择低脂、低盐、低糖、低嘌呤的饮食。痛风患者中肥胖者居多，在科学饮食方面要减少嘌呤摄入，不宜食用发酵类面食如面包、馒头等，以未发酵食品为宜。

最后是运动护理：鼓励痛风患者多做有氧运动，如散步、骑自行车、游泳等。步行每日 1 ～ 2 次，每次 30 分钟以上，以出微汗为度。痛风的护理要防止剧烈运动，剧烈运动可使代谢产物乳酸增加，同时痛风患者可因大量出汗，机体血中水分减少，导致血流减少影响尿酸排泄，引起一些尿酸血症。如因运动导致出汗过多时，应鼓励痛风患者适量补液，频饮弱碱性饮料。

措施

1. 基础护理：

（1）休息与卧位：避免过度劳累。若手、腕或肘关节受侵犯时，以夹板固定制动，受累关节给予冰敷或 25% 硫酸镁湿敷。

（2）患部的皮肤保护：痛风石可致溃疡发生，避免感染。

（3）饮食护理：①避免高嘌呤的食物：动物内脏、鱼虾类等海味，以及肉类、蘑菇、黄豆、浓茶、酒等。②多吃碱性食物：牛奶、鸡蛋、各类蔬菜、柑橘类水果。③控制热量摄入：< 20 ～ 25kcal/d。碳水化合物占总热量的 60%。④多饮水：使每天尿量在 2000ml 以上。

（4）病情观察：①疼痛部位、性质、间隔时间。②受累的关节有无红、肿、热和功能障碍。③有无诱发因素，如过度疲劳、寒冷、潮湿、紧张、饮酒、饱餐、脚扭伤等。④有无痛风石的体征，了解结石的部位及有无症状。⑤监测血、尿尿酸水平变化。

2. 用药护理：

观察药物疗效及不良反应。

（1）秋水仙碱不良反应：胃肠道反应、肝细胞损害、骨髓抑制、脱发、呼吸抑制等，治疗无效者，不可再用。

（2）丙磺舒、磺吡酮不良反应：皮疹、发热、胃肠道刺激、激发急性发作等不良反应。使用期间，嘱多饮水和同服碳酸氢钠等碱性药。

（3）别嘌醇不良反应：皮疹、发热、胃肠道反应、肝损害、骨髓抑制等，肾功能不全者，宜减半量应用。

3. 心理护理：

避免思想负担重，产生焦虑、抑郁等情绪，给予精神上的安慰和鼓励，使之能配合治疗。

4. 健康教育：

肥胖者应减轻体重；严格控制饮食，勿饮酒，每天至少饮 2000ml 水；定期适度的运动，保护关节的技巧；定期复查血尿酸。

痛风患者体育锻炼须知

体育锻炼的时间与地点

体育锻炼的最佳时间是在午睡后至晚饭前这一段时间。许多人喜欢在清晨起床后立即去锻炼，这种选择是错误的。其理由如下：

1. 清晨起床时人体的肌肉、关节及内脏功能均处于松弛低下状态，对体育锻炼尚不能适应，容易造成急、慢性损伤。

2. 清晨起床时人体血液黏性最高，加上锻炼时出汗引起水分消耗，血液更为黏稠，容易造成血管梗塞而突发心脏意外或中风。痛风病人多为中老年人，伴发心血管病的几率较高，在清晨锻炼更有一定的危险性。下午时间，人体内脏的功能活动及血液循环均已处于稳定状态，对体育锻炼有良好的适应能力与耐受性。

3. 许多人认为清晨的空气最新鲜，其实并非如此。清晨空气中二氧化碳的含量比下午要高，这是因为夜间没有阳光，植物的光合作用停止，放出较多的二氧化碳。此外，由于夜间缺乏太阳能的辐射与紫外线的照射，至清晨太阳尚未出来时空气中的有害物质及病原微生物密度较高，对人体十分不利。所以清晨锻炼，尤其是摸黑起来立即进行体育锻炼是不可取的。

锻炼地点的选择，以人烟稀少、树木较多、安静清洁之处最为合适，如公园、田野、河畔、山边、湖旁等。最忌在公路旁或烟尘及噪音较多的工厂区、闹市处进行锻炼。公路上各种机动车辆排出来的废气中含有大量的一氧化碳、氮、硫化物、烃类和重金属铅、汞、氟、镉等有毒物质，吸入后会造成慢性中毒，出现头昏目眩、肌肉酸软及神经衰弱等症状，可能导致支气管及肺部炎症、贫血，甚至癌症。各种车辆发出的噪音可以引起听力下降，甚至耳聋。所以，在公路、污染的厂区等处进行体育锻炼是极为不利的。

体育锻炼的注意事项

要达到强身治病的目的，必须注意以下几点：

1. 安排体育锻炼之前必须请医生做有关项目检查，然后决定是否适合进行体育锻炼，适合什么运动项目的锻炼。

2. 应循序渐进。开始体育锻炼时，应先从轻度活动量开始，随着体力的增强而逐渐增加活动量。

3. 体育锻炼的活动量要适当，切不可过度。过度的体力消耗会使体内乳酸增加，乳酸可抑制肾脏排泄尿酸功能，使血尿酸升高，甚至引起痛风性关节炎的发作。

4. 体育锻炼应持之以恒，切忌三天打鱼，两天晒网，间断而无规律的体育锻炼难以收到预期的效果。

5. 当痛风发作时应停止体育锻炼，即使是比较轻微的关节炎发作也宜暂时中止锻炼，直到完全恢复后再考虑重新开始锻炼。

痛风疾病患者可合理运动，不仅能增强体质、增强机体防御能力，而且对减缓关节疼痛、防止关节挛缩及肌肉废用性萎缩大有益处。

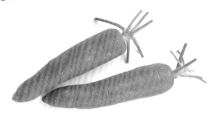

第二章 痛风食疗菜谱

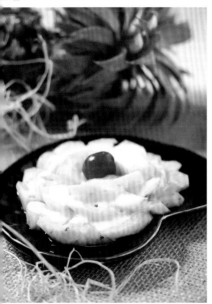

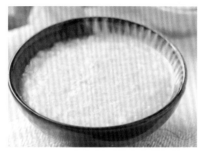

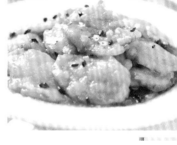

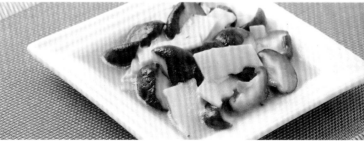

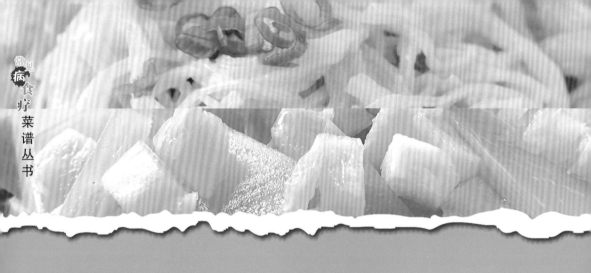

蔬菜类

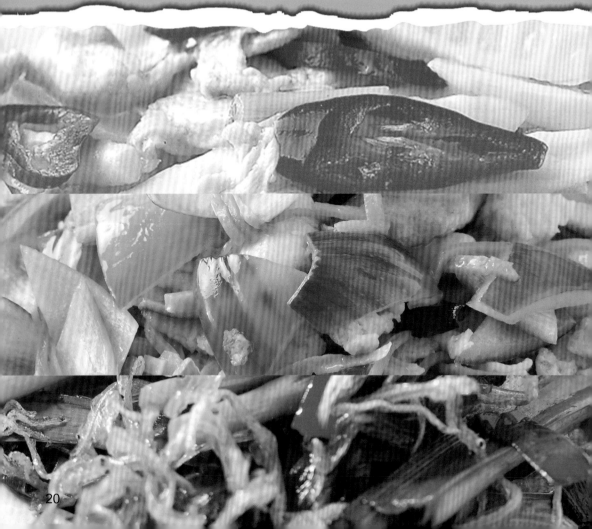

痛风患者食用蔬菜须知

蔬菜对缓解痛风有什么益处

蔬菜含有丰富的维生素、叶酸、胆碱及钙、磷、钾、镁、铁等矿物质，能为人体提供所需的营养物质，增加抗病能力。而且蔬菜中含无机盐较多，嘌呤含量相对较少，在人体内最终的代谢产物呈碱性，痛风患者经常食用蔬菜，可以降低血清中尿酸的浓度，改变尿液酸性状态，增加尿酸在尿中的可溶性，并促进尿酸排出体外。因此，痛风患者每天要有选择地吃适量的蔬菜，对于嘌呤含量较高的蔬菜，如黄豆芽、豆苗、绿豆芽、紫菜、香菇等宜不吃或限量吃。

蔬菜吃多少为好

痛风患者每日需要摄入 250 ～ 400 克蔬菜，而且种类尽量多些，每天最好能够保证餐桌上有 5 种以上蔬菜。除黄豆芽、豆苗、绿豆芽、紫菜、香菇等不宜大量食用外，其他蔬菜皆可食用。尤其要多吃卷心菜、大白菜、菜花等含维生素 E 和富含钾的蔬菜，有利于尿酸的排泄。

蔬菜应该什么时候吃

对于痛风患者来说，一日三餐都需要吃些蔬菜。中餐、晚餐不用说，必须要吃一定量的蔬菜，就是早餐也应搭配些不用炒制的新鲜蔬菜，如白萝卜、黄瓜、生菜叶片、莲藕、番茄等，以加速尿酸的排泄，满足身体对营养物质的需要。

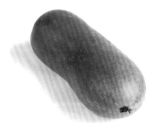

蔬菜怎样与其他食材合理搭配

蔬菜与主食搭配是人们的日常饮食习惯，对痛风患者也不例外，如芹菜炒鸡蛋搭配白米饭、西红柿鸡丝卷心菜搭配馒头、糖醋白菜搭配小面包、木耳鸡丝西红柿汤搭配手擀面等，都是比较合理的。也可以在上午或下午用面包和生菜叶片、兔肉丝自制一个三明治，搭配 1 杯牛奶、几个草莓或 1 个苹果等。

吃蔬菜应该注意什么问题

制作蔬菜时，应先洗后切，以减少蔬菜与水和空气的接触面积。清洗蔬菜时避免将蔬菜长时间浸泡在水中，特别是不要把切好的蔬菜长时间在水中浸泡。蔬菜烹饪时要急火快炒，这样才能最大限度地保存蔬菜的营养素不被破坏和流失。

做菜肴要清淡，倡导低脂、低糖、低盐膳食。能凉拌的就不要炒，能煮的就不要炸，能蒸的就不要煎。总之，要尽量保持蔬菜的原汁原味，尽量避免营养素的流失。

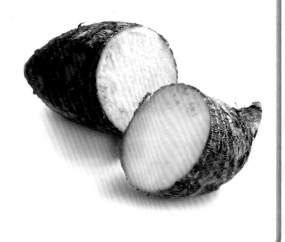

白菜

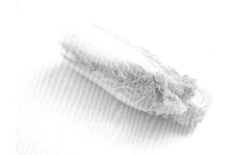

◆ **别名**：香蕈、香信、厚菇、花菇

◆ **食用性质**：味甘，性平

◆ **食疗成分**：多糖、核糖核酸

白菜为十字花科芸薹属一年生、二年生草本植物，包括结球及不结球两大类，以柔嫩的叶球、莲座叶或花茎供食用，成为我国居民餐桌上必不可少的一道美蔬。在我国北方的冬季，大白菜更是餐桌上的常客，故有"冬日白菜美如笋"之说。

营养功效

白菜含有多种维生素及矿物质，纤维素含量丰富，是一种碱性食物，有助于碱化尿液，促进尿酸排出，对防治痛风有一定的辅助作用。中医认为，白菜具有除烦解渴、利尿通便、下气消食、清热解毒等功效。

白菜含有丰富的粗纤维，不但能起到润肠、促进排毒的作用，而且可刺激肠胃蠕动，促进大便排泄，帮助肠胃消化。

购存技巧

优质白菜包心紧、分量重、底部突出、根部切口大。买回家马上吃的，菜心要裹得越紧越好；长期储存的，应选购菜叶松散点的。因为白菜砍下来还是活的，菜心会缓慢生长，如果选包心紧的，贮藏时就容易腐烂。

白菜以报纸包裹放置阴凉处，约可保存一星期；若包裹好再以塑胶袋密封存放于冰箱，则可保存约两星期。

饮食宜忌

白菜特别适合肺热咳嗽、便秘、肾病患者多食，同时女性也应该多食。

白菜性偏寒凉，胃寒腹痛、大便溏泻及寒痢者不可多食；腐烂的白菜含有亚硝酸盐等毒素，食后可使人体严重缺氧甚至有生命危险。

食用方法

白菜作为家常蔬菜，食用方法很多，既可生食，也可熟食。生食可做拌菜、泡菜、腌菜、沙拉等，熟食可炒、扒、熘、炖汤、做馅等，如豆腐炖白菜、扒白菜、熘白菜、炒白菜、白菜肉末饺子、白菜丝沙拉。

主料：白菜 500 克。

辅料：胡萝卜 50 克，食用油、白醋、糖、盐、味精、姜丝、水淀粉各适量。

醋熘白菜

食疗菜例

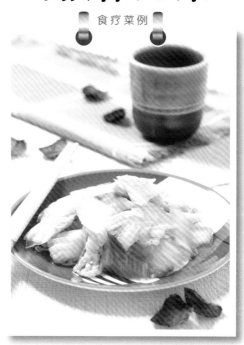

❀ 制作过程

- ◆ 1. 将白菜、胡萝卜切片，氽烫透，捞出沥净水分备用。
- ◆ 2. 将炒锅上火烧热，加适量底油，用姜丝炝锅，放入白菜片、胡萝卜片煸炒。
- ◆ 3. 烹白醋，加糖、盐、味精，用水淀粉勾芡，淋明油，出锅装盘即可。

食疗分析 白菜中含有丰富的维生素 C、维生素 E 等成分，秋冬季节气候干燥，宜多吃白菜，可以起到很好的护肤和养颜效果。

饮食宜忌 白菜在腐烂的过程中产生毒素，所产生的亚硝酸盐能使血液中的血红蛋白丧失携氧能力，使人体发生严重缺氧，甚至有生命危险，所以腐烂的大白菜一定不能食用。

清炒白菜

食疗菜例

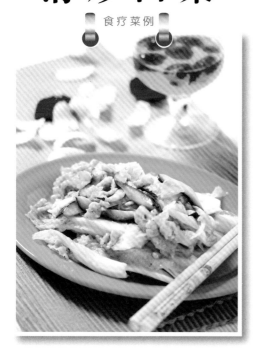

主料：白菜 250 克。

辅料：虾米、干香菇、盐、食用油、味精各适量。

❀ 制作过程

- ◆ 1. 将干香菇用温水泡发，去蒂洗净切丝；虾米以温水浸泡；取白菜心洗净切段。
- ◆ 2. 炒锅上火，放食用油烧热，放入白菜炒至半熟，放入香菇丝、虾米稍炒后，加盐、水适量，盖上锅盖焖透，起锅时加入味精即可。

食疗分析 虾营养丰富，含有丰富的蛋白质、钾、碘、镁、磷等矿物质及维生素 A、氨茶碱等成分，且其肉质松软，易消化，对身体虚弱以及病后需要调养的人是极好的食物，能够补充机体所缺的营养。

饮食宜忌 虾特别适合动脉硬化者、胆结石症患者、肥胖患者、孕妇及有消化道溃疡者食用。

胡萝卜

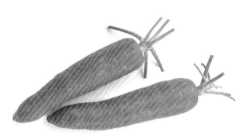

◆ **别名**：黄萝卜、金笋、黄根、赤珊瑚

◆ **食用性质**：味甘，性平

◆ **食疗成分**：琥珀酸钾、胡萝卜素、膳食纤维

胡萝卜为伞形科，一年生或二年生的根菜。胡萝卜供食用的部分是肥嫩的肉质直根。胡萝卜的品种很多，按色泽可分为红、黄、白、紫等数种，我国栽培最多的是红、黄两种，按形状可分为圆锥形和圆柱形。胡萝卜肉质细密，质地脆嫩，有特殊的甜味。

营养功效

胡萝卜含有丰富的琥珀酸钾、胡萝卜素、膳食纤维等营养成分，能降低血脂、血糖，促进尿酸排泄，对防治痛风合并糖尿病、高血压有一定辅助效果。

胡萝卜含有植物纤维，吸水性强，在肠道中体积容易膨胀，是肠道中的"充盈物质"，可加强肠道的蠕动，从而利膈宽肠。

胡萝卜含有大量胡萝卜素，有补肝明目的作用，可辅助治疗夜盲症；维生素A是骨骼正常生长发育的必需物质，有助于细胞增殖与生长，是机体生长的要素，对促进婴幼儿的生长发育具有重要意义；胡萝卜素转变成维生素A，有助于增强机体的免疫功能。

饮食宜忌

胡萝卜适宜营养不良、食欲不振者、高血压、夜盲症、干眼症患者、皮肤粗糙者食用。

食用过多胡萝卜后，摄入的大量胡萝卜素会引起闭经和抑制卵巢的正常排卵功能，因此欲怀孕的女士不宜多吃。

购存技巧

选购胡萝卜的时候，以形状坚实，颜色为浓橙色，表面光滑的为佳。挑选时应选择表皮肉质和心柱均呈橘红色，且心柱细的，此外，粗细整齐、大小均匀、无开裂的口感较好。

将洗净的胡萝卜切块，放入耐热容器中淋洒少许水，然后用微波炉加热6分钟，拿出放凉后用密封容器保存，冷藏可保鲜5天，冷冻可保存更长的时间。

食用方法

胡萝卜适用于炒、烧、拌等烹调方法，也可做配料。

主料：胡萝卜200克，瘦肉泥、鹌鹑蛋、鸡蛋各100克。

辅料：姜末、韭菜花、清汤、盐、味精、淀粉、熟鸡油各适量。

珍珠酿胡萝卜

食疗菜例

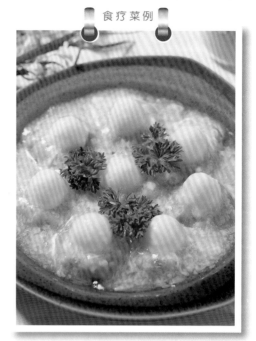

✿ 制作过程

◆ 1. 将鹌鹑蛋煮熟去壳；鸡蛋去蛋黄，留蛋清打散。

◆ 2. 将胡萝卜切粒加入瘦肉泥、姜末，调入适量盐、味精、淀粉，制成馅，分成8份，压成饼形，酿入鹌鹑蛋，蒸7分钟。

◆ 3. 锅内放入食用油烧热，注入清汤，调味，加入韭菜花烧开，勾芡，放入鸡蛋清、熟鸡油，淋在蒸好的酿胡萝卜上即可。

食疗分析 鹌鹑蛋的营养价值不亚于鸡蛋，它含有丰富的蛋白质、脑磷脂、卵磷脂、赖氨酸、胱氨酸、维生素A、维生素B_1、维生素B_2、铁、磷、钙等营养物质，可补气益血、强筋壮骨。

饮食宜忌 脑血管病人不宜多食鹌鹑蛋。

糖醋胡萝卜

食疗菜例

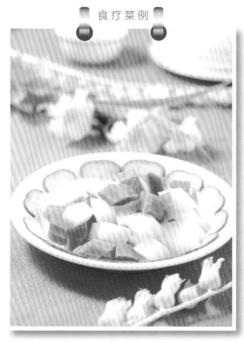

主料：胡萝卜500克。

辅料：玉米面粉、盐、味精、葱、蒜瓣、香菜、干辣椒、食用油各适量。

✿ 制作过程

◆ 1. 将胡萝卜去皮切丝；葱、蒜瓣切末；香菜、干辣椒切段。

◆ 2. 将玉米面粉拌入胡萝卜丝中，加水，使每根胡萝卜丝表面均匀地蘸一层玉米面粉，加盐、味精拌匀，入盘上蒸笼用中火蒸10分钟取出。

◆ 3. 在蒸好的胡萝卜丝上放入香菜段、葱末、蒜末、干辣椒段，用热油浇在上面拌匀即可。

食疗分析 香菜具有和胃调中的功效，是因香菜辛香升散，能促进胃肠蠕动，具有开胃醒脾的作用。

饮食宜忌 不宜过量食用胡萝卜，大量摄入胡萝卜素会令皮肤的色素产生变化，变成橙黄色。

芹菜

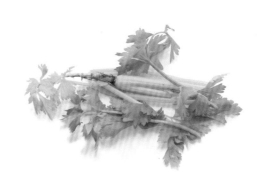

◆ **别名**：旱芹、药芹、香芹、蒲芹

◆ **食用性质**：味甘、苦，性凉

◆ **食疗成分**：维生素、矿物质

芹菜为伞形科植物旱芹的全草，属伞形科二年生草本，可分为本芹(中国类型)和洋芹(欧洲类型)两种。本芹，菜根大，空心，叶柄细长，柄呈绿色或紫色，纤维较粗，香味浓，可食部分较少。洋芹，根小，棵高，叶柄宽肥，实心，香味较淡，菜质脆嫩，可食部分多。

营养功效

芹菜中富含维生素和矿物质，能够净化血液，促进体内废物的排泄，也有利于尿酸的排出，对痛风及血脂偏高患者有益。

芹菜具有平肝清热、祛风利湿、除烦消肿、凉血止血、解毒宣肺、健胃利血、清肠利便、润肺止咳、降低血压、健脑镇静的功效，对小便热涩不利、血管硬化、神经衰弱、头痛脑胀、小儿软骨症等都有辅助治疗作用。

购存技巧

芹菜以大小整齐，不带老梗、黄叶和泥土，叶柄无锈斑、虫伤，色泽鲜绿或洁白，叶柄充实肥嫩者为佳；挑选芹菜时，掐一下芹菜的杆部，易折断的为嫩芹菜，不易折断的为老芹菜。

将芹菜叶摘除，用水洗净后切成大段，整齐地放入饭盒或干净的保鲜袋中，封好盒盖或袋口，放入冰箱冷藏室，随吃随取。

饮食宜忌

芹菜特别适合高血压、动脉硬化、高血糖、缺铁性贫血患者，以及经期妇女食用。

芹菜性凉质滑，脾胃虚寒、大便溏薄者不宜多食，芹菜有降血压作用，故血压偏低者慎用。

食用方法

芹菜可炒、拌、烩或做配料，也可做馅心。

很多人只吃芹菜杆，其实芹菜叶的降压效果很好，营养成分很高，而且滋味爽口。择下的芹菜叶可以凉拌，增加个下酒小菜。芹菜叶中所含的维生素 C 比茎多，含有的胡萝卜素也比茎部高，因此吃时不要把能吃的嫩叶扔掉。

主料：芹菜250克。

辅料：银耳（干）、葱、食用油、盐、料酒各适量。

❋制作过程

◆1. 用温水洗净银耳，泡发2小时，去蒂后撕成瓣状；芹菜去老叶洗净，切段；葱洗净切花。

◆2. 锅内放入食用油烧热，放入葱花，炒出香味后，分别加入芹菜段、银耳翻炒几分钟至熟，烹入料酒和盐调味即可。

食疗分析 银耳中含丰富的胶质、多种维生素和17种氨基酸及肝糖，还含有一种重要的有机磷，具有消除肌肉疲劳的作用。

饮食宜忌 银耳尤其适合阴虚火旺、老年慢性支气管炎、肺源性心脏病、免疫力低下、体质虚弱、内火旺盛、虚痨、肺热咳嗽、肺燥干咳、胃炎、大便秘结患者食用。

银耳炒芹菜

食疗菜例

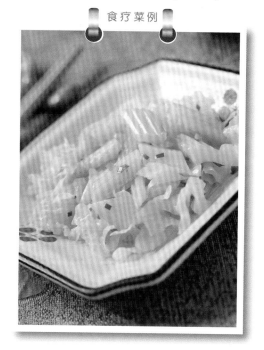

芹菜炒三丝

食疗菜例

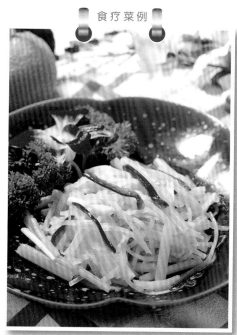

主料：芹菜100克。

辅料：白萝卜30克，韭黄20克，红辣椒、蒜、食用油、盐、味精、糖、水淀粉、香油各适量。

❋制作过程

◆1. 将芹菜去根、去叶，洗净切段；红辣椒、白萝卜切丝；韭黄洗净切段；蒜切粒。

◆2. 将蒜粒、芹菜段、红辣椒丝倒入盘中，加入韭黄、白萝卜丝，调入盐、味精、糖拌匀，入蒸笼蒸10分钟即可。

食疗分析 韭黄含有膳食纤维，可促进排便，并含有一定量的胡萝卜素，对眼睛以及人体免疫力都有益处；其味道有些辛辣，可促进食欲，且含有多种矿物质，是营养丰富的蔬菜，对妇女产后调养和生理不适，均有舒缓的作用。

饮食宜忌 阴虚火旺、有眼疾和胃肠虚弱的人不宜多食韭黄。

黄瓜

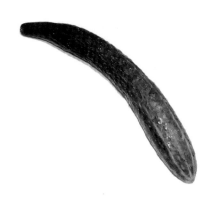

◆ **别名**：胡瓜、王瓜、刺瓜、青瓜

◆ **食用性质**：味甘，性凉

◆ **食疗成分**：维生素C、钾盐

黄瓜为葫芦科植物黄瓜属黄瓜的果实。嫩果颜色由乳白至深绿，果面光滑或具白、褐或黑色的瘤刺，有的果实有来自葫芦素的苦味。种子扁平，长椭圆形，果皮浅黄色。

营养功效

黄瓜是一种碱性食物，嘌呤含量较低，并含有丰富的维生素C、钾盐及大量的水分，有利于尿酸的排出，对防治痛风合并肾病非常有利。

黄瓜中含有丰富的维生素E，可起到延年益寿、抗衰老的作用。黄瓜中的黄瓜酶，有很强的生物活性，能有效地促进机体的新陈代谢。

黄瓜中所含的丙氨酸、精氨酸和谷胺酰胺对肝脏病人，特别是对酒精肝硬化患者有一定的辅助治疗作用，可防酒精中毒。

饮食宜忌

黄瓜适宜热病患者、肥胖、高血压、高血脂、水肿、嗜酒者多食。

脾胃虚弱、腹痛腹泻、肺寒咳嗽者都应少食，因黄瓜性凉，胃寒患者食之易致腹痛泄泻。

购存技巧

挑选时选择新鲜水嫩、有弹力、深绿色、较硬、表面有光泽、带花、整体粗细一致的为佳；尾粗尾细、中央弯曲的变形小黄瓜，则口感不佳。

保存黄瓜时，应先将表面的水分擦干，再放入保鲜袋中，封好袋后冷藏即可。

食用方法

熟吃黄瓜最好的方法是直接将黄瓜煮食，虽然在口味上略逊于炒制的，但营养价值可以得到很好的保留，而且能缓解夏季浮肿现象。

吃煮黄瓜最合适的时间是在晚饭前，一定要注意，要在吃其他饭菜前食用。因为煮黄瓜具有很强的排毒作用，如果最先进入体内，就能把后来吸收的食物脂肪、盐分等一同排出体外。坚持这种方法，还能起到减轻体重的作用。此外，用黄瓜煮汤也是不错的选择。

主料：黄瓜 150 克，绿豆芽 100 克。

辅料：熟火腿、蒜、香油、盐、味精、糖、醋各适量。

黄瓜拌绿豆芽

食疗菜例

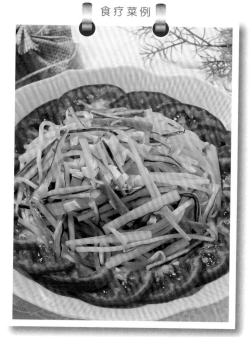

❋ 制作过程

◆ 1. 将黄瓜去子切成丝；绿豆芽洗净去根部；熟火腿切成丝；蒜拍碎。

◆ 2. 将烧锅下水，待水沸时，投入绿豆芽，快速烫一下，捞出冲凉待用。

◆ 3. 用碗装上黄瓜丝，加入绿豆芽、熟火腿丝、蒜，调入盐、味精、糖、醋、香油拌匀即可。

食疗分析 火腿内含丰富的蛋白质和适度的脂肪，还含有多种氨基酸、维生素和矿物质，制作经冬历夏，经过发酵分解，各种营养成分更易被人体所吸收，具有养胃生津、益肾壮阳、固骨髓、健足力、愈创口等作用。

饮食宜忌 火腿适宜气血不足、脾虚久泻、胃口不开、体质虚弱、虚劳怔忡、腰脚无力者食用。

糖醋黄瓜卷

食疗菜例

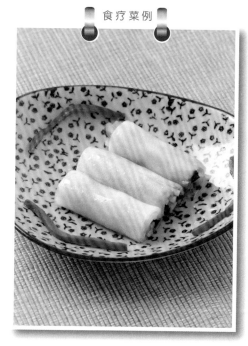

主料：黄瓜 200 克。

辅料：红辣椒、姜、香油、糖、盐、醋各适量。

❋ 制作过程

◆ 1. 将黄瓜洗净，切成长段，用盐略腌软后，洗去盐水，增加黄瓜的脆度。

◆ 2. 将红辣椒去子，切成长丝；姜去皮切丝待用。

◆ 3. 将每段黄瓜从外向内削成连续的长薄片，削到瓜瓤时就停下来。

◆ 4. 将姜丝和红辣椒丝放入小黄瓜条中，包卷成圆条状，置于碗内，加香油、糖、盐、冷开水、醋略腌 20 分钟后取出，切小段，排入盘中，淋上腌汁即可食用。

食疗分析 辣椒富含维生素 C，可以辅助治疗心脏病及冠状动脉硬化等症，还可降低胆固醇。

饮食宜忌 辣椒不宜多食，阴虚有热者勿食。

茄子

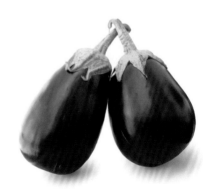

◆ **别名**：落苏、茄瓜

◆ **食用性质**：味甘，性凉

◆ **食疗成分**：维生素 P、皂苷

茄子属茄科，一年生蔬菜，是夏季主要蔬菜之一。茄子是为数不多的紫色蔬菜之一，也是餐桌上十分常见的家常蔬菜。茄子食用的部位是它的嫩果，按其形状不同可分为圆茄、灯泡茄和线茄三种。

营养功效

茄子含有丰富的皂苷、龙葵素，能够软化血管，对微细血管有很强的保护作用，具有降低胆固醇的功效，而且茄子是一种碱性食物，嘌呤含量很低，有一定的利尿功效，适宜痛风患者经常食用。

茄子的营养较丰富，含有蛋白质、脂肪、碳水化合物、维生素以及钙、磷、铁等多种营养成分，特别是维生素 P 的含量很高。而维生素 P 能增强人体细胞间的黏着力，增强毛细血管的弹性，减低脆性及渗透性，防止微血管破裂出血。

饮食宜忌

茄子可清热解暑，对于容易长痱子、生疮疖的人，尤为适宜。

脾胃虚寒、哮喘者不宜多吃；手术前吃茄子，麻醉剂可能无法被正常地分解，会拖延病人苏醒时间，影响病人康复速度。

购存技巧

茄子以果形均匀周正、老嫩适度、无裂口、无腐烂、无锈皮、无斑点、皮薄、子少、肉厚、细嫩的为佳品；嫩茄子颜色发乌、皮薄肉松、重量少、子嫩味甜、子肉不易分离、花萼下部有一片绿白色的皮。老茄子颜色光亮、皮厚而紧、肉坚子实、子易分离、子黄硬、重量大、有的带苦味。

要保存的茄子不能用水冲洗，还要防雨淋，防磕碰，防受热，并存放在阴凉通风处。

食用方法

茄子适用于烧、焖、蒸、炸、拌等烹调方法，如鱼香茄子、炸茄盒、肉片烧茄子等。

油炸茄子会造成维生素 P 大量损失，挂糊上浆后炸制能减少这种损失；茄子遇热极易氧化，颜色会变黑而影响美观，如果烹调前先放入热油锅中稍炸，再与其他的材料同炒，便不容易变色。

主料：长嫩茄子400克，猪肉馅100克。

辅料：鸡蛋50克，食用油、水淀粉、盐、味精、酱油、料酒、葱末、姜末、蒜末、高汤各适量。

蒸瓢茄子

食疗菜例

❋ 制作过程

◆ 1. 将长嫩茄子去蒂洗净去皮，顶刀切片；猪肉馅加葱末、姜末、盐、味精、酱油、鸡蛋搅均匀。

◆ 2. 锅内放食用油烧热，下入茄片炸约2分钟，见茄片变软，色黄，捞出沥油，每2片叠合在一起，中间夹入肉馅，整齐码在碗内，上屉蒸约10分钟，蒸熟后，沥汤扣入盘内。

◆ 3. 锅内再放食用油烧热，下入蒜末炝锅，加酱油、盐、味精、高汤煮沸，用水淀粉勾芡，淋入明油，浇在茄子上即可。

食疗分析 猪肉含有丰富的维生素B，可以补充机体所缺乏的营养，使身体感到更有力气。

饮食宜忌 凡病后体弱、产后血虚、面黄羸瘦者，皆可用猪肉做营养滋补之品。

决明烧茄子

食疗菜例

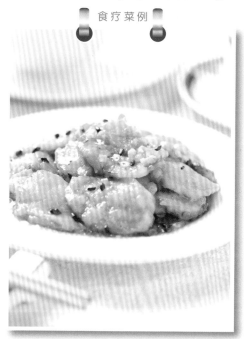

主料：茄子500克。

辅料：决明子30克，鸡汤、蒜末、葱末、姜末、盐、料酒、淀粉、食用油各适量。

❋ 制作过程

◆ 1. 将决明子捣碎，加适量水煎30分钟左右，然后去药渣，用淀粉调成芡汁。

◆ 2. 将茄子洗净，切成斜片，下油锅炸至两面发黄，捞出控油。

◆ 3. 锅留底油烧热，投入蒜末爆香，倒入炸好的茄片翻炒，加入葱末、姜末、盐、料酒、鸡汤和决明子芡汁，翻炒片刻即可。

食疗分析 蒜中含有蛋白质、胡萝卜素、硫胺素、核黄素等营养成分，它的辣味主要来自于其含有的辣素，这种辣素具有醒脾气、消积食的作用。

饮食宜忌 蒜不可过量食用，否则可能造成肝功能障碍，还会影响视力。

莴笋

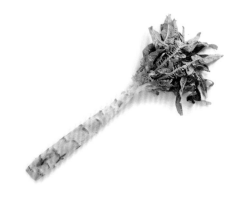

◆ **别名**：莴苣、千金菜、青笋、香马笋

◆ **食用性质**：味甘，性凉、苦

◆ **食疗成分**：钾、烟酸

莴笋原产中国华中或华北地区，地上茎可供食用，茎皮白绿色，茎肉质脆嫩，幼嫩茎翠绿，成熟后转变为白绿色。根据莴笋叶片形状可分为尖叶和圆叶两个类型，各类型中依茎的色泽分又有白笋、青笋和紫皮笋。

营养功效

莴笋富含钾，有利于体内水电解质平衡，促进尿酸的排泄。莴笋还含有较多的烟酸，烟酸是胰岛素的激活剂，可起到降低血糖、尿糖等作用，常吃莴笋对痛风合并糖尿病有较好的辅助作用。

莴笋味道清新且略带苦味，可刺激消化酶分泌，增进食欲，其乳状浆液，可增强胃液、消化腺的分泌和胆汁的分泌，从而促进各消化器官的功能，对消化功能减弱、消化道中酸性降低和便秘的病人尤其有利。

饮食宜忌

老人儿童更适宜食用莴笋。

视力弱者不宜多食，有眼疾特别是夜盲症的人也应少食。

购存技巧

选购莴笋的时候，应选择茎粗大、肉质细嫩、多汁新鲜、无枯叶、无空心、中下部稍粗或成棒状、叶片不弯曲 、无黄叶、不发蔫的、不苦涩的。

莴笋泡水保鲜法：将买来的莴笋放入盛有凉水的器皿内，一次可放几棵，水淹至莴笋主干1/3处，放置室内3～5天，叶子仍呈绿色，莴笋主干仍很新鲜，削皮后炒着吃仍鲜嫩可口。

食用方法

莴笋适用于烧、拌、炝、炒等烹调方法，也可用来做汤和配料等，以莴笋为原料的菜肴有青笋炒肉片、烧笋尖、炝辣青笋等。

莴笋怕咸，盐要少放才好吃。莴笋下锅前挤干水分，可以增加莴笋的脆嫩，但从营养角度考虑，不应挤干水分，这样会丧失大量的水溶性纤维素。

主料：莴笋 500 克，罐装菠萝 200 克。

辅料：糖、醋、盐、味精、水各适量。

菠萝莴笋

食疗菜例

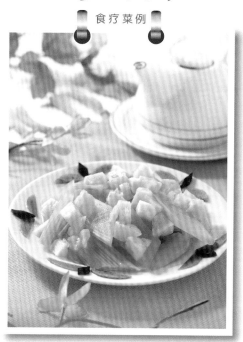

❋ 制作过程

◆ 1. 将莴笋洗净后切片，用沸水烫熟，控干，再放盐稍腌片刻，入凉开水中漂洗一次，沥净水分，盛入盘内。

◆ 2. 罐装菠萝切成小丁盛碗内，放入糖水（糖预先用适量凉开水化开）、醋、味精拌匀，置冰箱内镇凉。

◆ 3. 食用时，将菠萝汁淋在莴笋片上即可。

食疗分析 莴笋含有多种维生素和矿物质，具有调节神经系统功能的作用，其所含的有机化含物中富含人体可吸收的铁元素，对缺铁性贫血病人十分有利。

饮食宜忌 菠萝不可多食，胃溃疡、肾脏病、血凝机制不健全者忌食；发烧及患有湿疹疥疮的人不宜多吃菠萝；有眼疾者、脾胃虚寒及便溏腹泻者忌食莴笋。

莴笋炒山药

食疗菜例

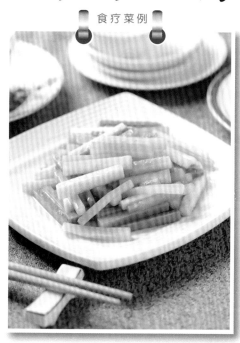

主料：莴笋、山药各 250 克。

辅料：胡萝卜 50 克，盐、味精、白醋、食用油各适量。

❋ 制作过程

◆ 1. 将山药、莴笋、胡萝卜分别洗净，去皮，切长条，氽水。

◆ 2. 锅内倒入食用油烧热，放入山药条、莴笋条、胡萝卜条，加盐、味精、白醋调味，翻炒一会即可。

食疗分析 山药富含多种维生素、氨基酸和矿物质，可以防治人体脂质代谢异常以及动脉硬化，对维护胰岛素正常功能也有一定作用，有增强人体免疫力、益心安神、宁咳定喘、延缓衰老等保健作用。山药含有皂甙、黏液质，有润滑、滋润的作用，故可益肺气，养肺阴，治疗肺虚痰嗽久咳之症。

饮食宜忌 山药不可与碱性药物同服。

南瓜

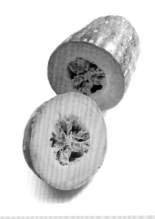

◆ **别名**：麦瓜、番瓜、倭瓜、伏瓜

◆ **食用性质**：味甘，性温

◆ **食疗成分**：钾、锌

南瓜属于葫芦科一年生蔓生草本植物的一种，嫩果味甘适口，是夏秋季节的瓜菜之一。在西方南瓜常用来做成南瓜派，即南瓜甜饼。南瓜瓜子可以做零食，南瓜的果肉和瓜子均可食用，花也可以食用。

营养功效

南瓜是一种碱性食物，热量低，含钾较多，能够促进尿酸排泄，对防治痛风合并肥胖症、糖尿病有一定的辅助疗效。

南瓜含有丰富的钴，在各类蔬菜中含钴量居首位。钴能活跃人体的新陈代谢，促进造血功能，并参与人体内维生素 B_{12} 的合成，是人体胰岛细胞所必需的微量元素。

南瓜中含有丰富的锌，参与人体内核酸、蛋白质合成，是肾上腺皮质激素的固有成分，为人体生长发育所需的重要物质。

南瓜中丰富的类胡萝卜素在机体内可转化成具有重要生理功能的维生素 A，从而对上皮组织的生长分化、维持正常视觉、促进骨骼的发育具有重要作用。

饮食宜忌

南瓜适宜肥胖者、糖尿病患者和中老年人食用。

南瓜性温，胃热炽盛者、气滞中满者、湿热气滞者少吃；患有脚气、黄疸、气滞湿阻病者忌食。南瓜为发物之一，服用中药期间不宜食用。

购存技巧

选购时，同样大小的南瓜，要挑选重量较为重实的；购买已经切开的南瓜，则选择果肉厚，新鲜水嫩不干燥的。

一般南瓜放在阴凉处，可保存一个月左右。

食用方法

南瓜用来蒸、煮都可以，最常见的是做南瓜盅。

南瓜的皮含有丰富的胡萝卜素和维生素，所以最好连皮一起食用，如果皮较硬，就连刀将硬的部分削去再食用。在烹调的时候，南瓜心含有相当于果肉 5 倍的胡萝卜素，所以尽量全部要加以利用。

主料：老南瓜 200 克。

辅料：荔枝 50 克，枸杞子、莲子、桂圆、红枣、盐、糖各适量。

伍元蒸南瓜

食疗菜例

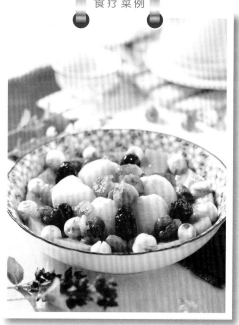

❋ 制作过程

◆ 1. 将老南瓜去皮、子，切片扣入碗内。

◆ 2. 将枸杞子、莲子、桂圆、红枣、荔枝洗净放到扣好的南瓜肉上面，撒上盐、糖待用。

◆ 3. 蒸锅煮沸水，用中火蒸 15 分钟即可。

食疗分析 荔枝肉含丰富的维生素 C 和蛋白质，有助于增强机体免疫功能，提高抗病能力；荔枝还有消肿解毒、止血止痛的作用。

饮食宜忌 鲜荔枝不宜空腹食用，鲜荔枝含糖量很高，空腹食用会刺激胃黏膜，导致胃痛、胃胀，而且空腹时吃过量鲜荔枝会因体内突然渗入过量高糖分而发生"高渗性昏迷"。

米粉蒸南瓜

食疗菜例

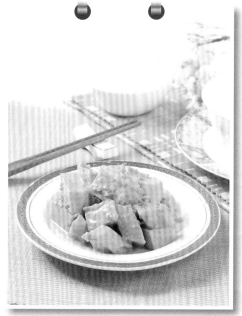

主料：南瓜 500 克。

辅料：米粉 15 克，葱、姜、食用油、料酒、胡椒粉、盐、酱豆腐、味精各适量。

❋ 制作过程

◆ 1. 将南瓜去皮，切滚刀块；米粉用热水泡透；葱、姜切末。

◆ 2. 将料酒和酱豆腐同放在碗中，碾成蓉状；南瓜块、食用油、米粉、葱末、姜末、酱豆腐、盐、味精、胡椒粉一起放在碗中，大火蒸熟，翻扣在盘中即可。

食疗分析 米粉含有蛋白质、碳水化合物、维生素 B_1、铁、磷、钾等营养元素，易于消化和吸收，具有补中益气、健脾养胃的功效。

饮食宜忌 米粉适宜体虚之人、高热之人、久病初愈者、产后妇女、老年人、婴幼儿消化力减弱者，煮成稀粥调养食用；糖尿病患者不宜多食。

番 茄

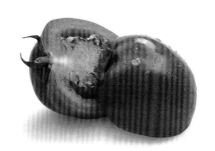

◆ **别名**：西红柿、狼桃、金橘、洋海椒

◆ **食用性质**：味酸、微寒，性甘

◆ **食疗成分**：钾、矿物质

番茄属茄科，为一年生蔬菜。原产南美洲，现在我国各地均普遍栽培，夏秋季出产较多。番茄的食用部位为多汁的浆果。它的品种极多，按果实的形状可分为圆形的、扁圆形的、长圆形的、尖圆形的；按果皮的颜色分，有大红的、粉红的、橙红的和黄色的。

营养功效

番茄含有大量的钾及碱性矿物质，有利于尿酸的排泄。经常食用番茄，对防治痛风合并高血压、高血脂、肾脏病有一定的辅助作用。

番茄含有对心血管具有保护作用的维生素和矿物质元素，能减少心脏病的发作；番茄红素具有独特的抗氧化能力，能清除自由基，保护细胞，使脱氧核糖核酸及基因免遭破坏。

饮食宜忌

番茄适宜于食欲不振、热性病发热、口渴、习惯性牙龈出血、贫血、头晕、心悸、高血压、急慢性肝炎、急慢性肾炎、夜盲症和近视眼者食用。

急性肠炎、菌痢及溃疡活动期病人不宜食用。

购存技巧

一般以果形周正，无裂口、虫咬，成熟适度，酸甜适口，肉肥厚，心室小者为佳，宜选择成熟适度的番茄，不仅口味好，而且营养价值高。

挑选果体完整、品质好、五六分熟的番茄，将其放入塑料食品袋内，扎紧口，置于阴凉处。每天打开袋口1次，通风换气5分钟左右，如塑料袋内附有水蒸气，应用干净的毛巾擦干，然后再扎紧口。袋中的番茄会逐渐成熟，用此种方法可较长时间保存番茄。

食用方法

番茄常用于生食冷菜，用于热菜时可炒、炖和做汤，以番茄为原料的菜有番茄炒鸡蛋、番茄炖牛肉、番茄蛋汤等。

主料：番茄 250 克，黄瓜 100 克。
辅料：蒜、白糖、味精、精盐各适量。

番茄大蒜拌黄瓜

食疗菜例

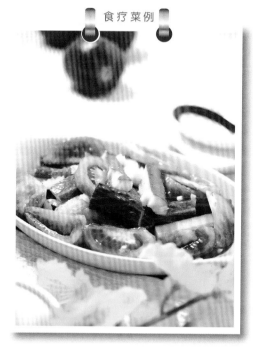

❋ 制作过程

◆1. 将黄瓜刷洗干净，抹干水分，拿刀拍碎，放在盘里。

◆2. 把番茄洗净，放在热水中烫一下，剥掉皮，切小块，放在黄瓜盘里，撒上精盐、白糖、味精，拌匀。

◆3. 蒜去皮洗净，剁成泥，撒在黄瓜、番茄上边即可。

食疗分析 番茄中的尼克酸能维持胃液的正常分泌，促进红血球的形成，有利于保持血管壁的弹性和保护皮肤，故食用番茄对防治动脉硬化、高血压和冠心病也有一定的帮助。

饮食宜忌 蒜能保护肝脏，诱导肝细胞脱毒酶的活性，故肝细胞受损者可多食用蒜。

土豆烧番茄

食疗菜例

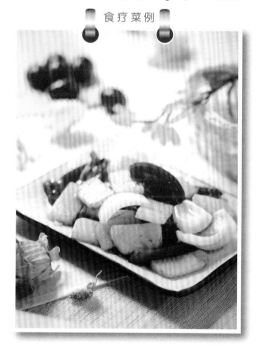

主料：番茄 100 克。
辅料：土豆 50 克，洋葱 20 克，糖、盐各适量。

❋ 制作过程

◆1. 将土豆、洋葱切成片；番茄切成小块。

◆2. 将土豆片入油炸至七成熟时捞出；洋葱片入油锅爆炒片刻。

◆3. 把准备好的番茄块倒入锅内，加水、糖、盐，开锅后倒入土豆，调成小火，让土豆充分入味即可。

食疗分析 洋葱具有发散风寒的作用，是因为洋葱鳞茎和叶子中含有一种称为硫化丙烯的油脂性挥发物，具有辛简辣味，这种物质能抗寒，抵御流感病毒，有较强的杀菌作用。

饮食宜忌 洋葱特别适宜高血压、高血脂、动脉硬化等心血管疾病患者，糖尿病、急慢性肠炎、痢疾患者以及消化不良者食用。

土豆

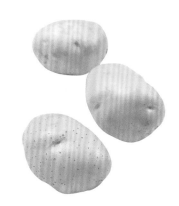

◆**别名**：洋芋、地蛋、山药蛋、马铃薯

◆**食用性质**：味甘，性平

◆**食疗成分**：维生素C、钾、膳食纤维

土豆属茄科，多年生草本块茎类蔬菜。土豆淀粉含量较多，口感脆质或粉质，与稻谷、小麦、玉米、高粱一起被称为全球五大农作物，营养素齐全，而且易为人体消化吸收，在欧美享有"第二面包"的称号。

营养功效

土豆含有丰富的维生素C和钾，属于低热能、高蛋白的碱性食物，嘌呤含量较低，痛风患者经常食用，有益于缓解症状。

土豆含有大量膳食纤维，能宽肠通便，帮助机体及时排泄代谢毒素，防止便秘，预防肠道疾病的发生。

土豆能供给人体大量有特殊保护作用的黏液蛋白。能保持消化道、呼吸道以及关节腔、浆膜腔的润滑，预防心血管和系统的脂肪沉积，保持血管的弹性，有利于预防动脉粥样硬化的发生。

饮食宜忌

土豆宜与醋同食，能分解有毒物质，也适宜与牛肉同食，能保护胃黏膜；土豆与豆角同食能防止急性肠胃炎呕吐腹泻等症状。

已经长芽的土豆禁止食用，大量食用会引起急性中毒；吃土豆一定要去皮，土豆皮中含有生物碱，大量食用会有恶心、腹泻等现象。

购存技巧

不同的烹饪方法，宜选择相应的品种。用来烘烤或者制作炸薯条，可选择形状长圆，外皮比较粗糙的土豆。如果想做炖肉的配菜，沙拉或者煮浓汤，要挑选皮薄而光滑，形状各异的土豆。

长期存放时，可以将土豆与苹果放在一起，因为成熟的苹果会释放出一种植物激素——乙烯，土豆和苹果放在一起时，苹果产生的乙烯会抑制土豆芽眼处的细胞产生生长素，生长素积累不到足够的浓度，自然就不会发芽。

食用方法

土豆适用于炒、炖、烧、炸等烹调方法；凡腐烂、霉烂或生芽较多的土豆，因含过量龙葵素，极易引起中毒，一律不能食用。

主料：土豆 250 克，茄子 150 克。
辅料：葱、蒜、食用油、黄酱各适量。

❋ 制作过程

◆ 1. 将茄子洗净，擦干表面水分，切片；土豆切滚刀块；蒜切末；葱切丝。

◆ 2. 锅中放食用油烧热，放入茄子片，中火煎至两面变软。

◆ 3. 黄酱加适量水稀释后倒入锅中，放入土豆块，盖上锅盖，焖煮约 20 分钟至茄子和土豆软烂，出锅撒上葱丝、蒜末即可。

食疗分析 蒜含有氨基酸、酶类、肽类等物质，能促进新陈代谢，降低胆固醇和甘油三脂的含量，并有降血压、降血糖的作用，故对高血压、高血脂、动脉硬化、糖尿病等有一定疗效。

饮食宜忌 蒜不宜烹制得过烂，以免辣素被破坏而导致杀菌作用降低。

酱茄子土豆

食疗菜例

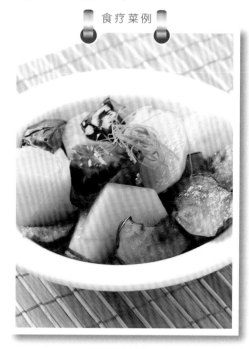

葡萄干土豆泥

食疗菜例

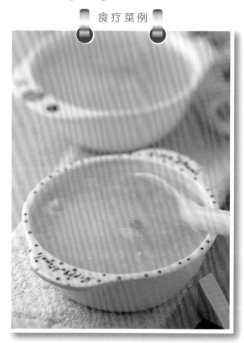

主料：土豆 100 克。
辅料：葡萄干 15 克，蜂蜜适量。

❋ 制作过程

◆ 1. 将葡萄干用温水泡软；土豆去皮，洗净，切块。

◆ 2. 土豆用水煮熟，取出用汤匙压成泥。

◆ 3. 将炒锅置火上，加水少许，放入土豆泥及葡萄干，用小火煮成黏稠状，加入蜂蜜调匀即可。

食疗分析 葡萄干中的铁和钙含量十分丰富，是儿童、妇女及体弱贫血者的滋补佳品，有补血气、暖肾的功效，可辅助治疗贫血、血小板减少等症。

饮食宜忌 葡萄干适宜儿童、孕妇、贫血患者，以及神经衰弱、过度疲劳、体倦乏力、形体羸瘦、未老先衰、肺虚咳嗽、盗汗、风湿性关节炎、四肢筋骨疼痛之人食用。

竹笋

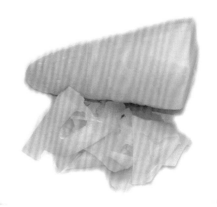

◆ 别名：笋、毛笋、竹芽、竹萌

◆ 食用性质：味甘，性微寒

◆ 食疗成分：膳食纤维、钾

竹笋，是竹的幼芽，也称为笋。笋体肥壮，呈圆筒状宝塔形，上尖下圆，中间有节；笋外壳的脉线和壳毛为黄色；笋肉色白或淡黄，质细嫩，味清鲜。鲜笋有冬笋和春笋之分，冬笋是在冬天笋尚未出土时挖掘的，质量最好；春笋则是在春天笋已出土时挖掘的，质量较次。

营养功效

竹笋含有丰富的膳食纤维和钾，可促进尿酸的排出，但竹笋含有一定量的嘌呤，痛风患者需限量食用。

竹笋含有一种白色的含氮物质，构成了竹笋独有的清香，具有开胃、促进消化、增强食欲的作用，可用于辅助治疗消化不良、脘痞纳呆之病症。

竹笋具有低糖、低脂的特点，富含植物纤维，可降低体内多余脂肪，消痰化淤滞，辅助治疗高血压、高血脂、高血糖症；竹笋中植物蛋白、维生素及微量元素的含量均很高，有助于增强机体的免疫功能，提高防病抗病能力。

饮食宜忌

肥胖和习惯性便秘的人尤为适宜食用竹笋。

患有胃溃疡、胃出血、肾炎、肝硬化、肠炎、尿路结石、低钙、骨质疏松、佝偻病等症状者不宜多食竹笋。

购存技巧

竹笋以新鲜质嫩，肉厚节间短，肉质呈乳白色或淡黄色，无霉烂、无病虫害者为佳。

鲜笋存放时不要剥壳，否则会失去清香味。

食用方法

竹笋适用于炒、烧、拌、炝，也可做配料或馅，竹笋既可以鲜食，也可以加工成干制品或罐头。

竹笋不能生吃，单独烹调时有苦涩味，味道不好，但将竹笋与肉同炒则味道特别鲜美。竹笋亦可做汤，如竹笋鲫鱼汤，现在还把竹笋制作成笋干、玉兰片及罐头等。

主料：竹笋 2000 克。

辅料：盐、姜、蒜、辣椒油、醋、香菜各适量。

凉拌竹笋

食疗菜例

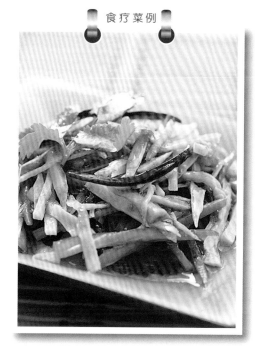

❋ 制作过程

◆ 1. 将竹笋剥壳，洗净，切丝；姜、蒜洗净后均切丁。

◆ 2. 把竹笋丝放进锅里煮熟，但不要在水里煮太久，以免变老影响口感。

◆ 3. 把煮好的竹笋丝捞起来，沥干水，放进碗里，加盐、姜丁、蒜丁、辣椒油和醋，拌好后加香菜即可。

食疗分析 香菜中含有许多挥发油，其主要成分为 d- 芳樟醇、二戊烯以及黄酮甙，能祛除肉类的腥膻味，在一些菜肴中加些香菜，即能起到祛腥膻、增味道的独特功效；香菜提取液具有显著的发汗清热透疹的功能，其特殊香味能刺激汗腺分泌，促使机体发汗，透疹。

饮食宜忌 患风寒外感、脱肛、食欲不振、小儿出麻疹者尤其适合食用香菜。

竹笋色拉

食疗菜例

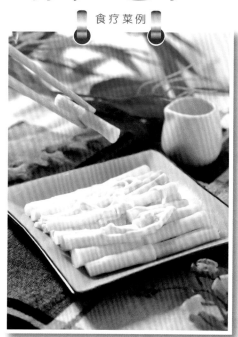

主料：竹笋 250 克。

辅料：盐、色拉酱各适量。

❋ 制作过程

◆ 1. 将竹笋剥壳，洗净，切成 3 厘米长的段。

◆ 2. 将竹笋段放入滚水中，加入盐，煮熟后捞出，待凉后放进冰箱冷藏 2 小时。

◆ 3. 食用前取出竹笋段，排放于盘中，淋上色拉酱即可。

食疗分析 竹笋富含蛋白质、胡萝卜素、多种维生素及铁、磷、镁等无机盐和有益健康的 18 种氨基酸；纤维素含量高，在肠内可以减少人体对脂肪的吸收，增加肠蠕动，促进消化吸收，减少与高血脂有关疾病的发病率，是一种理想的保健美容食品。

饮食宜忌 竹笋与鸡肉同食可降脂、降糖，适合肥胖者食用，但竹笋不宜与羊肝、红糖、墨鱼等同食，否则其营养价值降低且易形成有害物质。

四季豆

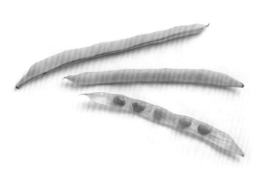

◆ **别名**：豆角、云扁豆、龙爪豆、芸豆

◆ **食用性质**：味淡、微温，性甘

◆ **食疗成分**：膳食纤维、钾、蛋白质

四季豆是为豆科一年生缠绕草本植物扁豆的种子，是老百姓餐桌上十分常见的蔬菜之一。荚果形状直或稍弯曲，横断面圆形或扁圆形，表皮密被绒毛；嫩荚呈深浅不一的绿、黄、紫红（或有斑纹）等颜色，成熟时黄白色转变为黄褐色。

营养功效

四季豆富含膳食纤维、钾，可降低血脂，促进尿酸排泄，可缓解痛风症状。

四季豆中含有蛋白质和多种氨基酸，经常食用能健脾利胃、增进食欲，夏季多食四季豆能消暑、清口。

四季豆中含有丰富的维生素 C 和铁，经常食用对缺铁性贫血有益，可用于辅助治疗脾虚兼湿、食少便溏，湿浊下注、妇女带下过多，还可用于暑湿伤中、吐泻转筋等症，有调和脏腑、安养精神、益气健脾、消暑化湿和利水消肿的功效。

饮食宜忌

四季豆适宜皮肤瘙痒、急性肠炎、急性肠胃炎、食欲不振者食用。

四季豆不适宜腹胀者食用。

购存技巧

质量好的四季豆，豆荚果呈翠绿色、饱满，豆粒呈青白色或红棕色，有光泽，鲜嫩清香，否则其质量就较差。

四季豆通常直接放在塑料袋中冷藏就能保存 5～7 天，但是放久了会逐渐出现咖啡色斑点，如果想保存得更久一点，最好将四季豆洗净，用盐水氽烫后沥干，再放入冰箱中冷冻，便可以保存很久。切记水分一定要沥干，冷冻过的四季豆才不会粘在一起。

食用方法

四季豆无论单独清炒，还是和肉类同炖，或是氽熟凉拌都很符合人们的口味。但要注意的是，烹调前应将豆筋摘除，否则既影响口感，又不易消化。

四季豆烹煮时间宜长不宜短，要保证四季豆熟透，否则会发生中毒；为防止中毒发生，四季豆食前可用沸水氽透或热油煸，直至变色熟透，方可安全食用。

主料：四季豆250克，鸡蛋200克，胡萝卜150克。

辅料：番茄酱、盐、食用油各适量。

彩色四季豆

食疗菜例

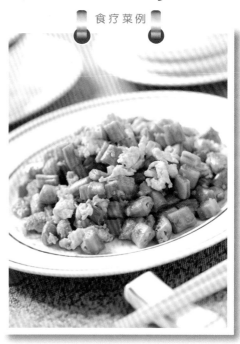

✿ 制作过程

◆ 1. 将胡萝卜去皮，四季豆去豆筋，洗净，全部切成小丁；鸡蛋打散，加入适量盐搅匀。

◆ 2. 将食用油放入热锅烧热，将鸡蛋、四季豆丁、胡萝卜丁倒入快炒。

◆ 3. 待快熟时加番茄酱搅拌，放于盘中即可。

食疗分析 番茄酱中除了番茄红素外还有B族维生素、膳食纤维、矿物质、蛋白质及天然果胶等，和新鲜番茄相比较，番茄酱里的营养成分更容易被人体吸收；番茄酱味道酸甜可口，可增进食欲，番茄红素在含有脂肪的状态下更易被人体吸收。

饮食宜忌 番茄酱与橄榄油搭配烹调最好；番茄酱开封后，应尽快食用完，期间要密封冷藏。

酱焖四季豆

食疗菜例

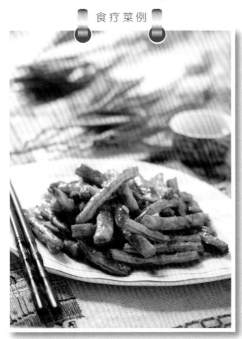

主料：四季豆250克。

辅料：葱、姜、蒜、食用油、酱油、糖、甜面酱、味精各适量。

✿ 制作过程

◆ 1. 将四季豆去豆筋，洗净，切段；葱、姜洗净，切末；蒜洗净，切片。

◆ 2. 炒锅上火倒入食用油，浸炸好四季豆段后捞出沥油。

◆ 3. 炒锅留适量食用油烧热，放入葱末、姜末、蒜片煸出香味，下入四季豆段，加入酱油、甜面酱、糖及少量开水，大火煮沸，再放入味精烧至入味即可。

食疗分析 甜面酱含有多种风味物质和营养物，不仅滋味鲜美，而且可以丰富菜肴营养，增加菜肴可食性，具有开胃助食的功效；食用甜面酱可以补充人体所需的氨基酸。

饮食宜忌 糖尿病、高血压患者慎食甜面酱。

菜花

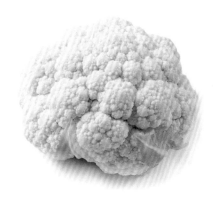

◆ **别名**：花椰菜、花甘蓝、洋花菜

◆ **食用性质**：味甘，性凉

◆ **食疗成分**：钾、纤维质

菜花是由十字花科甘蓝演化而来，茎叶为一年生植物。根上生叶，叶上长主茎及支茎，茎上长满小颗粒组成花状，整体很像一个大花朵，色白美观。菜花肉质细嫩，味甘鲜美，食用后很容易消化吸收。

营养功效

菜花含有丰富的钙、镁、钾及纤维质，能有效地改善酸性体质，促进体内废物及尿酸排出体外，适宜痛风患者食用。

菜花的维生素 C 含量极高，不但有利于人的生长发育，更重要的是能提高人体免疫功能，促进肝脏解毒，增强人的体质，增加抗病能力；另外菜花中还含有二硫酚硫酮，可以降低形成黑色素的酶及阻止皮肤色素斑的形成，经常食用可滑润开胃，对肌肤有很好的美白效果。

饮食宜忌

菜花适宜生长发育期的儿童食用，且对食欲不振、消化不良、大便干结者都有一定的帮助。

尿路结石、甲状腺低下患者皆不宜进食菜花。

购存技巧

选购菜花的时候，应选择呈白色或淡乳色，干净、坚实、紧密，而且叶子部分保留紧包花蕾的菜花，同时叶子应新鲜、饱满呈绿色。

菜花最好即买即吃，即使温度适宜最好也不要存放 3 天以上。

食用方法

菜花虽然营养丰富，但常有残留的农药，还容易生菜虫，所以在吃之前，可将菜花放在盐水里浸泡几分钟，有助于去除残留农药；菜花汆水后，应放入凉开水内过凉，捞出沥净水再用。

制作凉菜不加酱油，如果偏好酱油的口味，可以加少许生抽；烧煮和加盐时间不宜过长，才不致丧失营养成分。

主料：菜花 400 克。

辅料：甜玉米 50 克，食用油、淀粉、猪油、盐、味精、鲜汤、姜汁、葱汁、花椒水各适量。

❋ 制作过程

- ◆ 1. 把菜花掰成小朵，用开水烫至六成熟，用清水投凉，控净水。
- ◆ 2. 在锅内放食用油，烧至五成热时，放入菜花炒片刻，再放盐、玉米粒、鲜汤、味精、葱汁、姜汁、花椒水，煮至沸，用淀粉勾芡，淋猪油，颠翻片刻即可。

食疗分析 菜花是含有类黄酮最多的食物之一，类黄酮除了可以防止感染，还是最好的血管清理剂，能够阻止胆固醇氧化，防止血小板凝结成块，因而减少心脏病与中风的危险。

饮食宜忌 猪油热量高、胆固醇高，故老年人、糖尿病患者、肥胖和心脑血管病患者都不宜食用。

珍珠菜花

食疗菜例

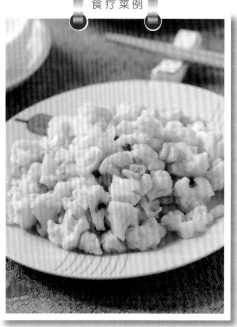

菜花炒蛋

食疗菜例

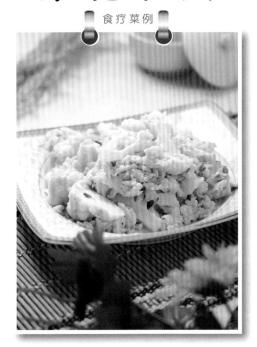

主料：菜花 250 克，鸡蛋 100 克。

辅料：葱花、食用油、料酒、鲜汤、糖、盐、味精、酱油各适量。

❋ 制作过程

- ◆ 1. 将菜花洗净，择成小朵；鸡蛋磕入碗中，加盐、料酒、味精、适量酱油搅匀。
- ◆ 2. 炒锅上火，放入食用油烧热，下鸡蛋液炒至凝固，捞出待用。
- ◆ 3. 菜花入沸水锅中氽熟，捞起控干，另起锅加入鸡蛋、糖、鲜汤，煮沸片刻即可。

食疗分析 葱像洋葱、大葱一样，含烯丙基硫醚，而烯丙基硫醚会刺激胃液的分泌，且有助于食欲的增进，同时与维生素 B_1 含量较多的食物一起摄取时，维生素 B_1 所含的淀粉及糖质会变为热量，从而提高恢复精神的作用。

饮食宜忌 脑力劳动者更适宜食用葱，但是患有胃肠道疾病特别是溃疡病的人不宜多食。

蘑 菇

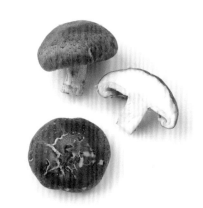

◆ 别名：菌、茸、蘑子蕈、蘑菇菌

◆ 食用性质：味甘，性凉

◆ 食疗成分：钾、维生素、膳食纤维

蘑菇是伞菌目黑伞科蘑菇的子实菌盖及菌柄，通常与平菇、草菇、香菇一起并称为对人体有益的常用"四大食用菌"。蘑菇肉厚脆嫩，香味浓郁，品质最佳，属于可食性真菌。

营养功效

蘑菇营养丰富，是钾、磷、色氨酸和维生素等营养物质的绝佳食物来源。蘑菇还富含膳食纤维，能够减少尿酸沉积，有利于将尿酸及废物排出体外，对防治痛风有一定辅助作用。

蘑菇的有效成分可增强T淋巴细胞功能，从而提高机体抵御各种疾病的免疫力。

蘑菇中含有人体难以消化的粗纤维、半粗纤维和木质素，可保持肠内水分平衡，还可吸收余下的胆固醇、糖分，将其排出体外，对预防便秘、动脉硬化、糖尿病等都十分有利。蘑菇含有酪氨酸酶，对降低血压有明显效果。

饮食宜忌

蘑菇尤适宜老年人，以及免疫力低下、高血压、糖尿病患者食用。

蘑菇性滑，便泄者慎食；禁食有毒野蘑。

购存技巧

蘑菇不要太小也不要太大要选中等的，菌盖要完好的，颜色要稍稍深一点的为佳。

蘑菇是不易保存的食物，时间一久便会变黄，而菌伞背后也会变成褐色，如果经过加热，即使略带有褐色，也不必在意，但如果是生吃时，则应选购新鲜的蘑菇，切开之后淋上柠檬或醋，可防止其变色。

食用方法

蘑菇可炒、熘、烩、炸、拌、做汤，也可酿、蒸、烧，还可作为各种荤素菜肴的配料，是筵席上的高级食用菌菜之一，可做成红烧蘑菇、肉片鲜菇、蘑菇烧菱角、蘑菇炒腐竹和蘑菇炖豆腐等菜肴。

菌汤不要反复煮，因为反复煮的汤内嘌呤含量高；不宜加太多肉，食用油也要少放。

主料：蘑菇 200 克。

辅料：冬笋 50 克，高汤 150 毫升，水淀粉、味精、食用油、酱油、香油、糖各适量。

❈ 制作过程

◆ 1. 将蘑菇去蒂洗净，切件；冬笋洗净切长 4 厘米的薄片。

◆ 2. 将锅烧热，下食用油烧至六七成热时，将冬笋片先入锅煸炒，下蘑菇，加酱油、糖、味精和高汤，大火煮沸。

◆ 3. 移小火煮 15 分钟左右，至蘑菇软熟吸入卤汁发胀时，移大火收紧卤汁，用水淀粉勾芡，颠炒片刻，淋上香油出锅装盘即可。

食疗分析 冬笋含有蛋白质和多种氨基酸，钙、磷、铁等微量元素以及丰富的纤维素，能促进肠道蠕动，既有助于消化，又能预防便秘的发生。

饮食宜忌 冬笋含有较多草酸钙，患尿道结石、肾炎的人不宜多食。

长寿菜

食疗菜例

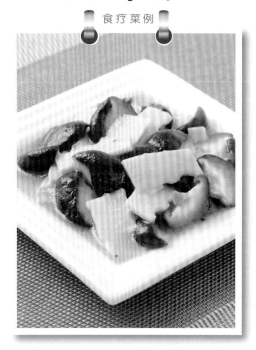

番茄焖蘑菇

食疗菜例

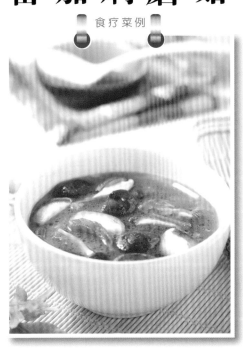

主料：番茄、蘑菇各 100 克。

辅料：葱、食用油、盐、味精、糖各适量。

❈ 制作过程

◆ 1. 将番茄去皮切成小块；蘑菇切件；葱切段。

◆ 2. 烧锅下食用油，放入番茄块、蘑菇翻炒片刻，倒入适量的水，用中火焖。

◆ 3. 待番茄焖烂时，下入葱段，调入盐、味精、糖，煮透即可。

食疗分析 葱有刺激机体消化液分泌的作用，能够健脾开胃，增进食欲；葱中所含大蒜素，具有明显的抵御细菌、病毒的作用，尤其对痢疾杆菌和皮肤真菌抑制作用更强。

饮食宜忌 患有胃肠道疾病特别是溃疡病的人不宜多食；另外葱对汗腺刺激作用较强，有腋臭的人在夏季应慎食；表虚、多汗者也应忌食；过多食用葱还会损伤视力。

苦瓜

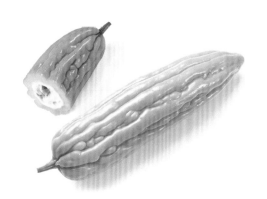

◆ **别名**：凉瓜、癞瓜、锦荔枝、癞葡萄

◆ **食用性质**：味苦，性寒

◆ **食疗成分**：钾、苦瓜甙

苦瓜，葫芦科植物苦瓜的果实，长椭圆形，表面具有多数不整齐瘤状突起。种子藏于肉质果实之中，成熟时有红色的囊裹着。苦瓜虽苦，却从不会把苦味传给"别人"，如用苦瓜烧鱼，鱼块绝不沾苦味，所以苦瓜又有"君子菜"的雅称。

营养功效

苦瓜含有丰富的钾，属于碱性低热量、低脂肪、低嘌呤食物。苦瓜中还含有一种类胰岛素的物质，能起到降糖、降脂的作用，苦瓜对痛风合并糖尿病有辅助治疗作用。

苦瓜中的苦瓜甙和苦味素能增进食欲，健脾开胃，所含的生物碱类物质奎宁，有利尿活血、消炎退热、清心明目的功效。

饮食宜忌

苦瓜适宜糖尿病、痱子患者食用。

苦瓜性凉，脾胃虚寒者不宜食用；苦瓜食用不宜过量，过量易引起恶心、呕吐等症状；苦瓜含奎宁，会刺激子宫收缩，引起流产，孕妇也要慎食苦瓜。

购存技巧

苦瓜身上一粒一粒的果瘤，是判断苦瓜好坏的特征。颗粒愈大愈饱满，表示瓜肉愈厚；颗粒愈小，瓜肉相对较薄。选苦瓜除了要挑果瘤大、形状直的，还要颜色翠绿，因为如果苦瓜出现黄化，就代表已经过熟，果肉柔软不够脆，失去苦瓜应有的口感。

苦瓜不耐保存，即使在冰箱中存放也不宜超过2天。

食用方法

苦瓜、鸡蛋同食能保护骨骼、牙齿及血管，使铁质更地的吸收，有健胃的功效，能治疗胃气痛、眼痛、感冒、伤寒和小儿腹泻呕吐等。

主料：新鲜苦瓜 250 克。

辅料：食用油、姜、葱、盐、味精各适量。

清炒苦瓜

食疗菜例

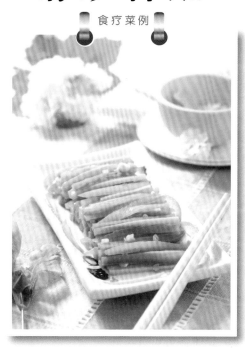

❋ 制作过程

◆ 1. 将新鲜苦瓜洗净，去子、瓤，切细丝；姜洗净去皮切丝；葱洗净切末。

◆ 2. 锅内放适量食用油烧热，加入姜丝、葱末略爆一下。

◆ 3. 投入苦瓜丝爆炒片刻，加盐、味精略炒即可。

食疗分析 食用油可分为动物油和植物油两种，建议痛风患者吃植物油，因为植物油多含不饱和脂肪酸，还含有大量油酸、亚油酸、维生素 E 等成分，有降低血清胆固醇、软化血管、预防心脑血管疾病等功效。

饮食宜忌 痛风患者不能无节制地摄入食用油，因为食用油热量高，吃多了可导致人体维生素不足，对血管内皮细胞、脑细胞等也有损害作用。

煎焖苦瓜

食疗菜例

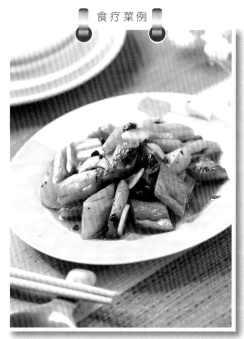

主料：苦瓜 500 克。

辅料：蒜、豆豉、味精、食用油、盐、香油、辣椒油各适量。

❋ 制作过程

◆ 1. 将苦瓜洗净切筒状，入开水锅中氽过，捞出来放到冷水内，去子、瓤，挤干水分后改成块。

◆ 2. 将蒜去皮后切片；豆豉用开水泡出味。

◆ 3. 锅内放食用油烧热，下入苦瓜煎至两面呈金黄色，加入蒜片、盐、辣椒油、味精、豆豉和水焖入味，收干汁，淋香油装盘即可。

食疗分析 豆豉中含有很高的尿激酶，尿激酶具有溶解血栓的作用；豆豉还可以解诸药毒、食毒，亦可辅助治疗外感伤寒热病、寒热、头痛、烦躁、胸闷等症。

饮食宜忌 一般人群皆可食用豆豉，尤其适合血栓患者食用。

芥菜

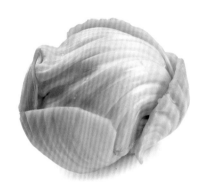

◆ **别名**：雪里蕻、黄芥、皱叶芥

◆ **食用性质**：味辛，性温

◆ **食疗成分**：维生素、膳食纤维

芥菜为十字花科芸薹属一年生或二年生的草本植物。芥菜类型和品种很多，有芥子菜、叶用芥菜、茎用芥菜、薹用芥菜、芽用芥菜、根用芥菜等。平时所说的芥菜一般指叶用芥菜。

营养功效

芥菜富含维生素、膳食纤维，能够有效地排除体内废物，也能促进尿酸的排泄，痛风患者适宜食用。

芥菜含有维生素A、B族维生素、抗坏血酸，是活性很强的还原物质，参与机体重要的氧化还原过程，能增加大脑中氧含量，激发大脑对氧的利用，有提神醒脑，解除疲劳的作用。

芥菜还有解毒消肿之功效，能抗感染和预防疾病的发生，抑制细菌毒素的毒性，促进伤口愈合，可用来辅助治疗感染性疾病。

芥菜能明目利膈、宽肠通便，是因芥菜组织较粗硬、含有胡萝卜素和大量膳食纤维，故有明目与宽肠通便的作用，可作为眼科患者的食疗佳品，还可防治便秘，尤其适合老年人及习惯性便秘者食用。

饮食宜忌

芥菜是眼科患者的食疗佳品。

芥菜类蔬菜常被制成腌制品食用，因腌制后含有大量的盐分，故高血压、血管硬化的病人应注意少食以限制盐的摄入；另外，内热偏盛及内患有热性咳嗽患者、疮疡、痔疮、便血及眼疾的人不宜食用芥菜。

购存技巧

芥菜的外表有点像包心菜，挑选时候应选择包得比较饱满，而且叶片肥厚，看起来很结实的芥菜。

储存的时候往芥菜的叶片上面喷点水，然后用纸包起来，颈部朝下直立放进冰箱。

食用方法

芥菜主要用于配菜炒来吃，或煮成汤。另外，芥菜加茴香砂、甘草肉、桂姜粉腌制后，便成榨菜，也很美味；将芥叶连茎腌制，便是我们常见到的雪里蕻。

三色酿大芥菜

食疗菜例

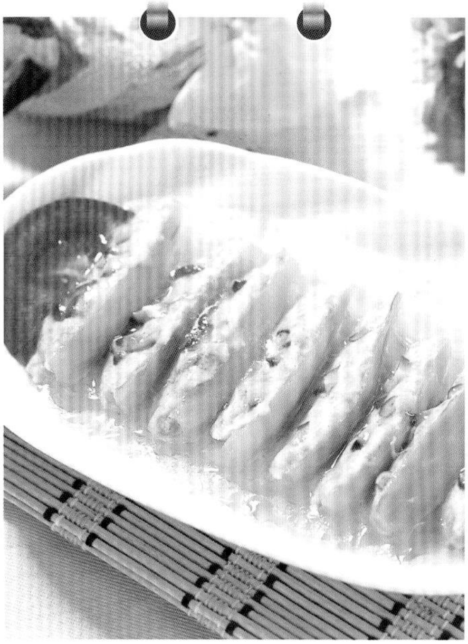

主料：大芥菜200克。
辅料：虾仁、冬菇、草鱼肉、生姜、食用油、盐、味精、糖、香油、淀粉各适量。

制作过程

1. 将锅内加水煮沸，放入大芥菜，煮至七成熟，捞起抹干表面水分，拍上适量淀粉。
2. 将虾仁、冬菇、生姜、草鱼肉剁成粒，调入部分盐、味精、淀粉拌成馅，酿入大芥菜内，入蒸柜蒸6分钟。
3. 另起锅下入食用油烧热，注入清汤，调入剩下的盐、味精、糖，用水淀粉勾芡，香油淋入大芥菜上即可。

食疗分析 草鱼含有丰富的不饱和脂肪酸，对血液循环有利，是心血管病人的良好食物。

饮食宜忌 草鱼尤其适宜虚劳、风虚头痛、肝阳上亢高血压、久疟、心血管病人食用。

芥菜咸蛋汤

食疗菜例

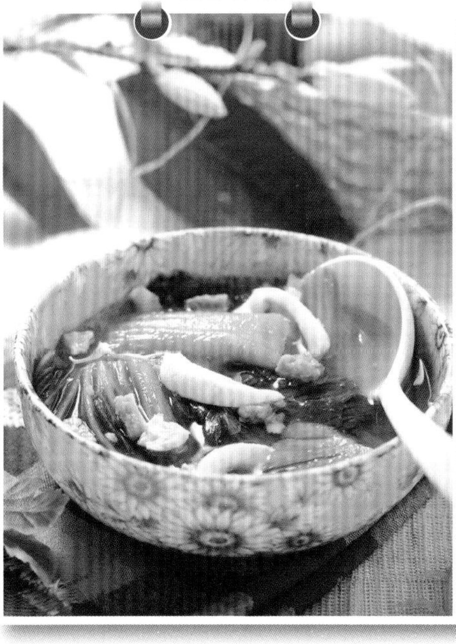

主料：芥菜250克，熟咸鸭蛋100克。
辅料：酱油、味精、食用油、姜片各适量。

制作过程

1. 将芥菜洗净切段；熟咸鸭蛋去壳，取出蛋黄放在案板上，用刀压扁，咸蛋白放入凉水中浸泡。
2. 将汤锅置火上，放入食用油烧热，下姜片炝锅，然后加入适量水烧沸，放入芥菜滚约3分钟。
3. 最后放入咸蛋黄和咸蛋白烧沸，再放入酱油、味精，起锅盛装汤碗内即可。

食疗分析 鸭蛋富含多种矿物质、优质蛋白、多种维生素、微量元素，而且嘌呤含量较低，非常适宜痛风患者食用。

饮食宜忌 咸鸭蛋是用食盐腌制鸭蛋而成，含盐量高，而痛风患者每日盐的摄入不应超过5克，故不宜过量食用咸鸭蛋。

韭菜

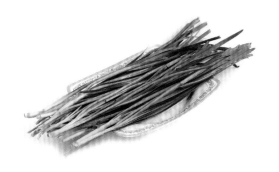

◆ **别名**：赶阳草、长生草

◆ **食用性质**：味甘、辛、咸，性温

◆ **食疗成分**：膳食纤维、钾、维生素

韭菜属百合科植物韭的叶，多年生宿根蔬菜。我国栽培历史悠久，分布广泛，尤以东北所产者品质较佳。韭菜，在北方是过年包饺子的主角，其颜色碧绿、味道浓郁，无论用于制作荤菜还是素菜，都十分提味。

营养功效

韭菜含有丰富的钙、磷、钾、膳食纤维、挥发精油及含硫化合物，可减少人体对胆固醇的吸收，降低血脂，属于碱性低嘌呤食物，适宜于痛风患者食用。

韭菜的辛辣气味有散淤活血、行气导滞作用，适用于跌打损伤、反胃、肠炎、吐血、胸痛等症。

韭菜含有大量维生素和粗纤维，能增进胃肠蠕动，辅助治疗便秘；韭菜与虾仁配菜，能提供优质蛋白质，同时韭菜中的粗纤维可促进胃肠蠕动，保持大便通畅。

饮食宜忌

韭菜适宜便秘、产后乳汁不足、寒性体质等人群食用。

韭菜多食会上火且不易消化，因此阴虚火旺、有眼病和胃肠虚弱的人不宜多食；春节食用有益于肝，初春时节的韭菜品质最佳，晚秋的次之，夏季的最差，有"春食则香，夏食则臭"之说；隔夜的熟韭菜不宜再吃。

购存技巧

韭菜虽然一年四季皆有，冬季到春季出产的韭菜，叶肉薄且柔软，夏季出产的韭菜则叶肉厚且坚实。选购的时候选择韭菜上带有光泽的用手抓时叶片不会下垂，结实而新鲜水嫩的。

新鲜的韭菜洗净后切成段，沥干水分，装入塑料袋后，再放入冰箱，其鲜味可保存很久。

食用方法

韭菜可以炒、拌，做配料、做馅等，韭菜炒食荤、素皆宜，做馅风味独特，由于韭菜遇空气以后，味道会加重，所以烹调前再切较好。

主料：韭菜 150 克。

辅料：核桃 20 克，食用油、盐各适量。

桃香韭菜

食疗菜例

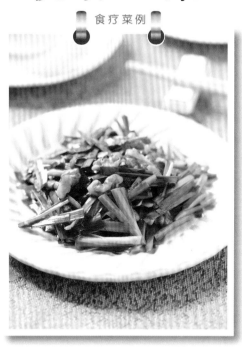

❀ 制作过程

- ◆ 1. 将韭菜洗净后切段；核桃用食用油炒熟。
- ◆ 2. 在核桃中加韭菜、盐略炒，待韭菜熟后即可。

食疗分析 韭菜含有挥发性精油及硫化物等特殊成分，散发出一种独特的辛香气味，有助于疏调肝气，增进食欲，增强消化功能。

饮食宜忌 韭菜的粗纤维较多，不易消化吸收，所以一次不能吃太多韭菜，否则摄入的大量粗纤维会刺激肠壁，往往引起腹泻；烹饪时食用油的油温不宜过高，以七八成热为宜，否则会产生一种有害物质，对身体不利；且食用油一次不宜买得过多，存放时间不宜过长。

韭菜炒双蛋

食疗菜例

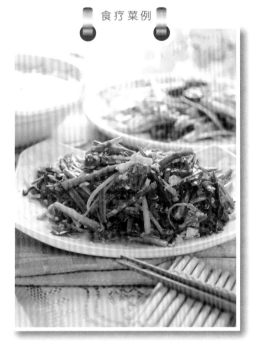

主料：韭菜 300 克。

辅料：皮蛋、鸡蛋各 50 克，食用油、盐、糖、味精各适量。

❀ 制作过程

- ◆ 1. 将韭菜洗净，切段待用；皮蛋切小块。
- ◆ 2. 烧热油锅，下皮蛋块、盐、味精爆香，加入韭菜略炒，打入鸡蛋，炒至金黄即可。

食疗分析 皮蛋较鸭蛋含更多的矿物质，脂肪和总热量却稍有下降，它能刺激消化器官，增进食欲，促进营养的消化吸收，中和胃酸，清凉，降压，具有润肺、养阴止血、凉肠、止泻、降压之功效。此外，松花皮蛋还有保护血管的作用，同时还有提高智商、保护大脑的功能。

饮食宜忌 火旺者最宜食用皮蛋，少儿、脾阳不足、寒湿下痢、心血管病、肝肾疾病患者应少食。

丝瓜

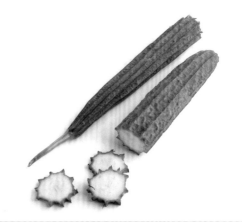

◆ **别名**：天吊瓜、水瓜、絮瓜、蛮瓜

◆ **食用性质**：味甘，性凉

◆ **食疗成分**：钾、皂苷、B族维生素

丝瓜为葫芦科植物丝瓜或粤丝瓜的鲜嫩果实。其药用价值很高，全身都可入药。丝瓜所含各类营养在瓜类食物中较高，所含皂甙类物质、丝瓜苦味质、黏液质、木胶、瓜氨酸、木聚糖和干扰素等特殊物质均具有一定的特殊功效。

营养功效

丝瓜富含钙、磷、钾、皂苷类物质，是低热能、低脂肪、低糖食品。丝瓜能促进尿酸排泄，对痛风合并糖尿病、高血压、心脏病有一定的疗效。

丝瓜中含有能防止皮肤老化的B族维生素，增白皮肤的维生素C等成分，能保护皮肤、消除斑块，使皮肤洁白、细嫩，是不可多得的美容佳品，故丝瓜汁有"美人水"之称。丝瓜中所含的维生素B还有利于小儿大脑发育及中老年人大脑健康。

饮食宜忌

身体疲乏、痰喘咳嗽、产后乳汁不通的妇女适宜多吃丝瓜。

体虚内寒、腹泻者不宜多食。

购存技巧

无论挑选普通丝瓜还是有棱丝瓜，都应该选择头尾粗细均匀的。挑选有棱丝瓜时，要注意其褶皱间隔是否均匀，越均匀越甜，表皮是否为嫩绿色或淡绿色。若皮色枯黄或瓜皮干皱或瓜体肿大且局部有斑点和凹陷，则该瓜过熟，不能食用。

丝瓜不宜久藏，可先切去蒂头再用纸包起来冷藏。切去蒂头可以延缓老化，包纸可以避免水分流失，最好在2～3天内吃完。

食用方法

要使丝瓜不变色，首先，刮去丝瓜外面的老皮，洗净后切块，先用盐腌渍1～2分钟，然后将其倒入锅里倒入清水翻炒，能保持丝瓜青绿的色泽。

主料：丝瓜 300 克。

辅料：蒜末、盐、淀粉、桂花酱、食用油各适量。

桂花丝瓜

食疗菜例

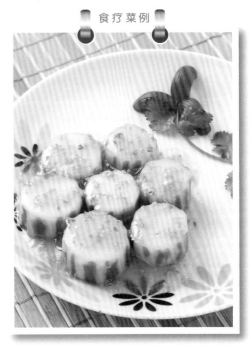

❋ 制作过程

◆ 1. 将丝瓜去皮后洗净，切成圆形段备用。

◆ 2. 炒锅加热，放入食用油，加入蒜末略爆香后，放入丝瓜，用中火翻炒，加盐拌匀，加盖焖 3 分钟后，再打开盖子。

◆ 3. 加入桂花酱略拌炒一下，再用淀粉勾芡煮沸，熄火盛起放入盘中即可。

食疗分析 桂花中所含的芳香物质，能够稀释痰液，促进呼吸道痰液的排出，具有化痰、止咳、平喘的作用；桂花芳香，具有行气之功，能够缓急止痛、散血消淤，并促进肠道污秽浊物质的排泄。

饮食宜忌 一般人群均可食用桂花酱，糖尿病患者、体质偏热、火热内盛者慎食。

丝瓜炒蛋

食疗菜例

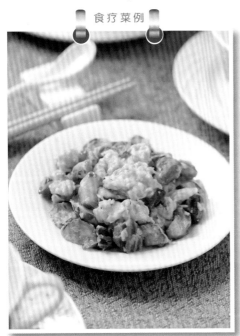

主料：丝瓜 250 克，鸡蛋 150 克。

辅料：食用油、香油、葱、盐各适量。

❋ 制作过程

◆ 1. 将鸡蛋磕入碗内，加适量盐搅打均匀。

◆ 2. 将丝瓜去皮，洗净切成滚刀块。

◆ 3. 锅中倒入食用油，烧热，下入葱段炝锅，爆出香味，放入丝瓜炒熟，倒入蛋液翻炒，加盐调味，淋入香油即可。

食疗分析 鸡蛋含有丰富的蛋白质及多种人体需要的氨基酸，嘌呤含量很低，能够降低血脂和血压，适宜于痛风合并高血压、冠心病患者食用。

饮食宜忌 鸡蛋无论煮、炒、煎、蒸都不要做老，以免损失营养成分，而且也不好吃；鸡蛋不宜过量食用，每天吃 1 ~ 2 个为宜，这样既有利于消化吸收，又能满足机体的需要。

黑木耳

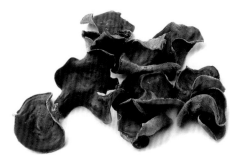

◆ **别名**：云耳

◆ **食用性质**：味甘，性平

◆ **食疗成分**：碳水化合物、膳食纤维、钾

黑木耳状如耳朵，系寄生于枯木上的一种菌类。其质地柔软，味道鲜美，营养丰富，可素可荤，不但为菜肴大添风采，而且能养血驻颜、祛病延年。现代营养学家盛赞黑木耳为"素中之荤"，其营养价值可与动物性食物相媲美。

营养功效

黑木耳含有丰富的碳水化合物、膳食纤维、钾及各种维生素，可降低血脂，促进尿酸排泄，对缓解痛风症状有辅助作用。

黑木耳中铁的含量极为丰富，故常吃黑木耳能养血驻颜，令肌肤红润，容光焕发，并可防治缺铁性贫血。

黑木耳含有维生素K，能减少血液凝块，预防血栓症的发生，有防治动脉粥样硬化和冠心病的作用。

黑木耳还有利于帮助消化纤维类物质的功能，对无意中吃下的难以消化的头发、谷壳、木渣、沙子、金属屑等异物有溶解与烊化作用。因此，黑木耳是矿山、化工和纺织工人不可缺少的保健食品。

饮食宜忌

黑木耳适合心脑血管疾病、结石症患者食用，特别适合矿工、冶金工人、纺织工、理发师以及其他缺铁的人士食用。

有出血性疾病、腹泻者的人应不食或少食；孕妇不宜多吃。

购存技巧

优质的黑木耳乌黑光滑、背面呈灰白色、片大均匀、木耳瓣舒展、体轻干燥、半透明、胀性好、无杂质、有清香气味。

发好的黑木耳不宜冷藏太久，应尽早食用；保存干木耳也要注意防潮，最好用塑料袋装好严封，常温下也可以冷藏保存。

食用方法

鲜木耳含有毒素，不可食用。黑木耳以做辅料为主，食用方法很多，荤素皆宜，炒菜、烩菜、做汤等辅以木耳，味道异常鲜美。

主料：黑木耳 80 克，干黄花菜 100 克，蜜豆50 克。

辅料：盐、味精、葱、素高汤、食用油、水淀粉各适量。

黄花菜炒木耳

食疗菜例

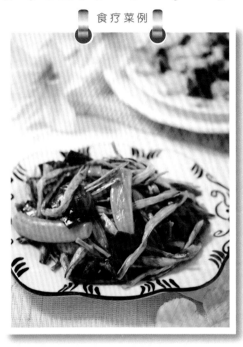

❁ 制作过程

◆1. 将干黄花菜用冷水泡发，去杂洗净，挤去水分；黑木耳用温水泡发，去杂洗净，撕成片；蜜豆切去头尾。

◆2. 锅中倒入食用油烧热，放葱煸香，加入黄花菜、黑木耳、蜜豆煸炒，再加素高汤、味精、盐煸炒至黄花菜、黑木耳软熟入味后，用水淀粉勾芡，淋上熟油即可。

食疗分析 黄花菜有较好的健脑、抗衰老的功效，是因其含有丰富的卵磷脂，这种物质是机体中许多细胞，特别是大脑细胞的组成成分，对增强和改善大脑功能有重要作用。

饮食宜忌 孕妇、中老年人、过度劳累者尤其适宜食用黄花菜。

葱烧木耳

食疗菜例

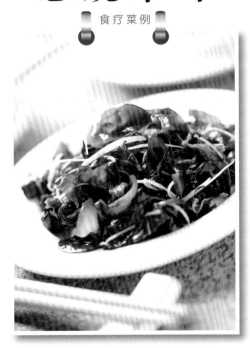

主料：黑木耳 200 克。

辅料：葱、盐、酱油、水淀粉、食用油各适量。

❁ 制作过程

◆1. 将黑木耳泡发，放入开水中烫熟；葱择洗干净，切丝待用。

◆2. 锅中倒入食用油，放入葱丝炒出香味后，加入烫好的黑木耳翻炒片刻。

◆3. 锅中加入酱油、盐，出锅前淋入水淀粉勾芡即成。

食疗分析 酱油含有多种维生素和矿物质，可降低人体胆固醇，降低心血管疾病的发病率，并能减少自由基对人体的损害。烹调食品时加入一定量的酱油，可增加食物的香味，并可使其色泽更加好看，从而增进食欲。

饮食宜忌 酱油的主要原料是大豆，豆类食品的嘌呤含量较高，因此痛风患者不宜过量食用酱油，稍加少许调味即可。

山药

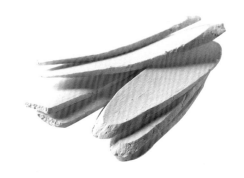

◆ **别名**：山芋、延草、薯药、大薯

◆ **食用性质**：味甘，性平

◆ **食疗成分**：钾、维生素

山药属薯蓣科多年蔓生草本植物薯蓣的块茎。因其营养丰富，自古以来就被视为物美价廉的补虚佳品，既可做主粮，又可作蔬菜，还可以制成糖葫芦之类的小吃。山药一般在冬季茎叶枯萎后采挖，挖后要切去根头，洗净，干燥。

营养功效

山药含有丰富的钾及维生素，能够增强体质，促进尿酸的排泄，缓解痛风症状。

山药含有淀粉酶、多酚氧化酶等物质，有利于增强脾胃消化吸收功能，是一味平补脾胃的药食两用之品，不论脾阳亏或胃阴虚，皆可食用，临床上常用于辅助治疗脾胃虚弱、食少体倦、泄泻等病症。

山药含有大量的黏液蛋白、维生素及微量元素，能有效阻止血脂在血管壁的沉淀，预防心血疾病，取得益志安神、延年益寿的功效。

购存技巧

好的山药外皮无伤，带黏液，断层雪白，黏液多，水分少。无论购买什么品种的山药，块茎的表皮是挑选的重点，表皮光洁无异常斑点，才可放心购买。

新鲜的山药一般表皮比较光滑，颜色呈自然的皮肤颜色，如果需长时间保存，应该把山药放入木锯屑中包埋，短时间保存则只需用纸包好放入冷暗处即可，如果购买的是切开的山药，则要避免接触空气，以用塑料袋包好放入冰箱里冷藏为宜，切碎的山药也可以放入冰箱冷冻起来。

饮食宜忌

山药适宜腹胀、长期腹泻者、糖尿病患者、病后虚弱者、慢性肾炎患者食用。

山药有收涩的作用，故大便燥结者不宜食用；另外有实邪者忌食山药。

食用方法

山药可单独煮、蒸食用，还可以与其他蔬菜、肉类一起炒、炖；山药应去皮食用，以免产生麻、刺等异常口感。

主料：山药 300 克，蒜苗 100 克。

辅料：红辣椒、姜、食用油、盐、味精、高汤、料酒各适量。

蒜苗炒山药

食疗菜例

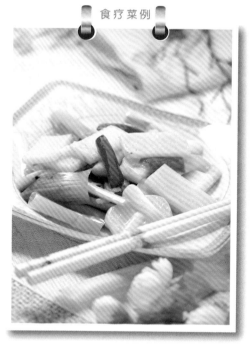

❋ 制作过程

◆ 1. 将山药去皮，洗净，用刀顺长剖开，斜切成片；姜去皮切丝。

◆ 2. 蒜苗择洗干净，每根一剖为二，切成 3 厘米长的段。

◆ 3. 锅置火上，放入食用油烧至五成热，加入红辣椒、姜丝煸出香味后，加山药片、蒜苗翻炒，烹入料酒、高汤，加盐、味精，翻炒至熟即成。

食疗分析 蒜苗中含有蛋白质、胡萝卜素、硫胺素、核黄素等营养成分，有良好的杀菌、抑菌作用，能有效预防流感、肠炎等因环境污染引起的疾病。

饮食宜忌 姜一次不要摄入过多，以免刺激肾脏，或引起咽痛、口干、便秘等上火症状。

鲜山药玉米糕

食疗菜例

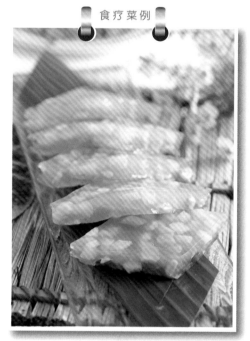

主料：鲜山药、玉米粒各 150 克。

辅料：马蹄粉 300 克，白糖、食用油各适量。

❋ 制作过程

◆ 1. 先将鲜山药切粒，马蹄粉用 2000 毫升水开成粉浆。

◆ 2. 往锅中倒入 1000 毫升水并同时加入白糖、玉米粒、山药粒，煮滚后用少许粉浆勾芡，倒入生浆中搅拌。

◆ 3. 将搅拌好的浆液倒入已扫过食用油的方盘中，蒸 20 分钟，晾凉后取出，切成件即可。

食疗分析 马蹄富含维生素 B 和维生素 C、植物蛋白、磷质，有清热、去湿解毒的功效。马蹄中所含的荸荠英有抑菌作用，并能抑制流感病毒。另外，荸荠英还能抑制大肠杆菌的活性。

饮食宜忌 马蹄不适宜小儿消化力弱、脾胃虚寒、有血淤者食用。

苋菜

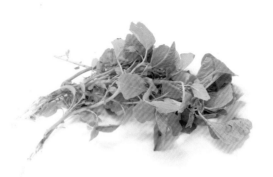

◆ **别名**：雁来红、绵苋、青香苋、米苋

◆ **食用性质**：味微甘，性微寒

◆ **食疗成分**：碳水化合物、钾

苋菜为苋科一年生草本植物苋的茎叶，盛产于夏季，其嫩苗和嫩茎叶可食用。苋菜原本是一种野菜，近几年才摆上餐桌。苋菜的采用可在植株未硬化，花蕾未形成前，全株拔起或用刀沿土面切割。

营养功效

苋菜含有丰富的碳水化合物及钾，能够促进尿酸排泄，而且苋菜是一种低嘌呤食物，痛风患者经常食用有助于缓解症状。

苋菜叶富含易被人体吸收的钙质，对牙齿和骨骼的生长可起到促进作用，并能维持正常的心肌活动，防止肌肉痉挛，同时含有丰富的铁、钙和维生素K，可以促进凝血，增加血红蛋白含量并提高携氧能力，促进造血等功能。

苋菜中富含蛋白质、脂肪、糖类及多种维生素和矿物质，其所含的蛋白质比牛奶更能充分被人体吸收，所含胡萝卜素比茄果类高，可为人体提供丰富的营养物质，有利于强身健体，提高机体的免疫力，有"长寿菜"之称。

饮食宜忌

苋菜适合老年人、幼儿、妇女、减肥者食用；在夏季食用红苋菜对于清热解毒，治疗肠炎痢疾以及大便干结和小便赤涩有显著作用。

脾胃虚寒者忌食；平素胃肠有寒气、易腹泻的人也不宜多食。

购存技巧

挑选苋菜的时候，应选择叶片新鲜、无斑点、无花叶、一般来说叶片厚平的比较嫩，现购的时候应该凭手感辨别，手感软的较嫩，手感硬的较老。

苋菜的储存期不宜长，在7℃以下，还会发生冷害。苋菜购买后须快速预冷，将温度降至15℃以下，最好能储存于8～10℃，储存后避免冷凝水长期附着叶面，否则叶面极易腐烂。

食用方法

常用烹调方法包括炒、炝、拌、做汤、下面和制馅，但是烹调时间不宜过长；在炒苋菜时可能会出很多水，所以在炒制过程中可以不用加水。

主料：苋菜 600 克。

辅料：蒜、香油、食用油、盐各适量。

蒜泥苋菜

食疗菜例

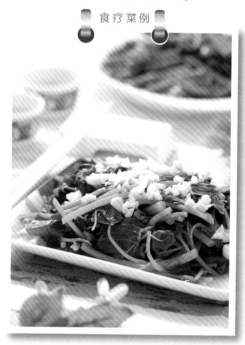

❋ 制作过程

◆ 1. 将苋菜洗净，沥干水分，摘除老茎及老叶，切成 3 厘米长段备用；蒜去皮，磨成泥，放入碗中加香油拌匀，做成酱汁。

◆ 2. 锅中倒入适量水煮沸，加入苋菜、食用油和盐，烫煮约 3 分钟，捞出沥干水分。

◆ 3. 将苋菜盛入盘中，再淋上蒜泥酱汁，拌匀即可。

食疗分析 苋菜性味甘凉，长于清利湿热，清肝解毒，凉血散瘀，对于湿热所致的赤白痢疾及肝火上炎所致的目赤目痛、咽喉红肿不利等，均有一定的辅助治疗作用。

饮食宜忌 过敏性体质的人食用苋菜后经日光照射有可能患植物日光性皮炎，此症较严重，需多加注意。

香菇苋菜

食疗菜例

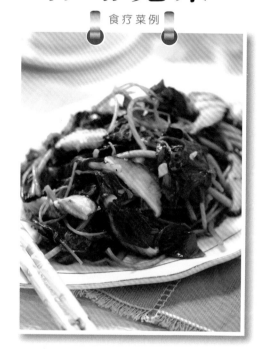

主料：苋菜 300 克。

辅料：香菇 50 克，蒜、葱段、姜片、食用油、味精、水淀粉、盐、料酒、玫瑰酒各适量。

❋ 制作过程

◆ 1. 将苋菜去根和老叶，洗净后撕成小块，放沸水锅内汆一下，捞出控水备用。

◆ 2. 将香菇泡软，加葱段、姜片、料酒、玫瑰酒和食用油，上屉蒸约 25 分钟，取出，改刀切丝；蒜切成细末。

◆ 3. 将锅置火上，放入食用油烧热，入蒜末和香菇丝煸炒片刻，滗入蒸香菇的汤汁煮沸，再放入苋菜炒匀，加料酒、盐和味精，用水淀粉勾芡，淋上油即可。

食疗分析 香菇含有酪氨酸酶，对降低血压有明显效果；香菇提取液有明显的镇咳、稀化痰液的作用。

饮食宜忌 脾胃寒湿气滞或皮肤瘙痒病患者忌食香菇。

油菜

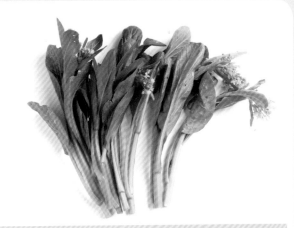

◆ **别名**：芸薹、胡菜、薹菜

◆ **食用性质**：味辛，性温

◆ **食疗成分**：钙、维生素、钾

油菜是十字花科植物油菜的嫩茎叶，颜色深绿，属十字花科白菜变种。油菜按其叶柄颜色不同有白梗菜和青梗菜两种。白梗菜，叶绿色，叶柄白色，直立，质地脆嫩，苦味小而略带甜味。青梗菜，叶绿色，叶柄淡绿色，扁平微凹，肥壮直立，植株矮小，叶片肥厚，质地脆嫩，略有苦味。

营养功效

油菜含有丰富的钙、维生素及钾，可提高肝脏的解毒能力，降低血脂的含量，也有助于增加尿量，促进尿酸排泄，可有效地缓解痛风症状。

油菜中含有大量的植物纤维素，能促进肠道蠕动，增加粪便的体积，缩短粪便在肠腔停留的时间，可辅助治疗多种便秘；油菜含有大量胡萝卜素和维生素C，有助于增强机体免疫能力。

油菜中所含的植物激素，能够增加酶的形成，对进入人体内的有害物质有吸附排斥作用，此外，油菜还能增强肝脏的排毒功能，对皮肤疮疖、乳痈等症有辅助治疗作用。

饮食宜忌

油菜适宜淤血腹痛、患口腔溃疡、口角湿白、齿龈出血、牙齿松动者食用。

痧痘、目疾，小儿麻疹后期患者、疥疮、狐臭等慢性病患者，孕早期妇女要少食。

购存技巧

选购油菜时应选择颜色鲜嫩、洁净、无黄烂叶、新鲜、无病虫害的为佳。

油菜同其他绿叶蔬菜相比，可以保存的时间更长，冷藏的时候，用潮湿的纸将油菜包裹好，放入冰箱内竖直摆放，但也不宜时间过久。

食用方法

油菜的食用方法较多，可炒、烧、炝、扒，油菜心可做配料，如蘑菇油菜、扒菜心、海米油菜等。

食用油菜时要现做现切，并用旺火爆炒，这样既可保持鲜脆，又可使其营养成分不被破坏。

主料：油菜 300 克。

辅料：鲜蘑 50 克，酱油、味精、食用油、水淀粉、清汤、盐、花椒各适量。

❋ 制作过程

◆ 1. 将油菜切段，放入开水内氽水片刻；鲜蘑切成片，用热水烫一下，控水。

◆ 2. 花椒放入热油内炸出花椒油待用。

◆ 3. 炒锅添清汤，加入酱油、盐，放入油菜、鲜蘑煮沸，用水淀粉勾芡，撒入味精，淋上花椒油即可。

食疗分析 蘑菇是种高蛋白、低脂肪的菌类食物，富含多糖、多种氨基酸和多种维生素。其中多糖可提高小鼠腹腔巨噬细胞的吞噬功能，还可促进 T 淋巴细胞的产生，并提高 T 淋巴细胞的杀伤活性。

饮食宜忌 鲜蘑适宜免疫力低下者、高血压、老年人、糖尿病患者食用；但蘑菇性滑，便泄者应慎食。

椒油菜心

食疗菜例

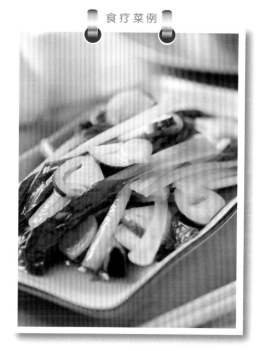

火腿油菜

食疗菜例

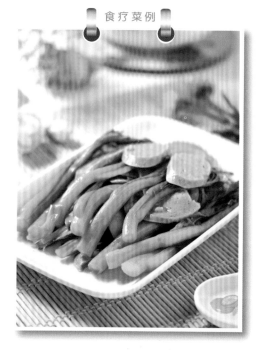

主料：油菜 150 克。

辅料：火腿 25 克，食用油、料酒、高汤、葱、味精、盐各适量。

❋ 制作过程

◆ 1. 将油菜取心择洗净后切成寸段，火腿切成斜片，葱切段。

◆ 2. 锅置火上，放入食用油，大火烧热后下入火腿炒出香味，捞起。

◆ 3. 投入菜心，加入高汤、盐、味精、料酒，翻炒至八成熟，然后加入火腿，炒匀出锅即成。

食疗分析 火腿内含蛋白质、脂肪、氨基酸、维生素和矿物质，具有养胃生津、益肾壮阳、固骨髓、健足力、愈创口等作用。

饮食宜忌 火腿适宜气血不足、脾虚久泻、胃口不开、体质虚弱、虚劳怔忡、腰脚无力者食用。

莲藕

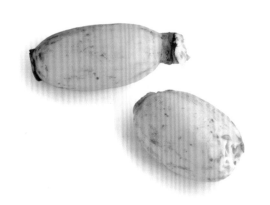

◆ **别名**：连菜、藕、菡萏、芙蕖

◆ **食用性质**：味甘，性寒

◆ **食疗成分**：膳食纤维、钾

莲藕属睡莲科，呈短圆柱形，外皮粗厚，光滑为灰白色或银灰色，内部白色；节部中央膨大，内有大小不同的孔道若干条，排列左右对称；体较重，质脆嫩，味微甜，可生食也可做菜，是老幼妇孺、体弱多病者上好的食品和滋补佳珍。

营养功效

莲藕富含膳食纤维及钾，能增强人体免疫力，降低血脂，促进尿酸的排出，对痛风合并糖尿病、高血压有一定的辅助治疗作用。

莲藕散发出一种独特清香，还含有鞣质，有一定的健脾止泻作用，能增进食欲，促进消化，开胃健中，有益于胃纳不佳、食欲不振者恢复健康。

莲藕含有大量的单宁酸，有收缩血管的作用，可用来止血；莲藕还能凉血，散血，中医认为其止血而不留淤，是热病血症的食疗佳品。

饮食宜忌

食欲不振、缺铁性贫血、营养不良、体弱多病、吐血者、高血压、肝病患者，以及老弱妇孺、高热病人等宜多食用莲藕。

莲藕性寒，生吃清脆爽口，但碍脾胃，故脾胃消化功能低下、大便溏泄者不宜生吃。

莲藕煎汤内服顺气宽中，炒炭可止血散淤，用于各种出血症，产后出血者一般在产后 1～2 周后再吃藕可以逐渐得到缓解。

购存技巧

莲藕以藕身肥大、肉质脆嫩、水分多而甜、带有清香的为佳，同时，藕身应无伤、不烂、不变色、无锈斑、不干缩、不断节，藕身外附有一层薄泥保护。

没切过的莲藕可在室温中放置一周的时间，但因莲藕容易变黑，切面孔的部分容易腐烂，所以切过的莲藕要在切口处覆以保鲜膜，可冷藏保鲜一个星期左右。

食用方法

莲藕可生食、烹食、捣汁饮，或晒干磨粉煮粥，莲藕熟食适用于炒、炖、炸及做菜肴的配料，如八宝酿藕、炸藕盒等。

主料：莲藕 100 克，黑糯米 80 克。
辅料：青豆仁 40 克，糖、盐、水淀粉各适量。

黑米莲藕片

食疗菜例

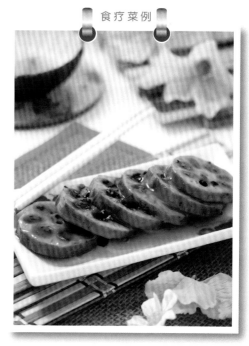

❈ 制作过程

◆ 1. 将黑糯米用水泡约 2 小时，沥干；莲藕在较粗的一端切一个口，塞入泡好的黑糯米。

◆ 2. 将莲藕入锅大火蒸 30 分钟，加糖及盐，再以小火煮约 2 小时，取出待温凉后，切成厚片，排盘，再次入锅蒸 10 分钟。

◆ 3. 青豆仁倒入果汁机，加入适量水，榨成汁，倒入锅中煮开，再加糖，改小火，并以水淀粉勾芡，从盘边倒入即可。

食疗分析 青豆富含不饱和脂肪酸和大豆磷脂，有保持血管弹性、健脑和防止脂肪肝形成的作用。

饮食宜忌 糯米不易消化，老人、小孩不宜多食；另外，糯米有收敛作用，如吃糯米导致便秘，可以喝点萝卜汤化解。

橙汁莲藕西瓜皮

食疗菜例

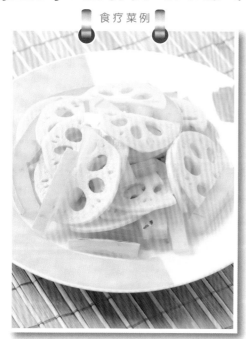

主料：莲藕、西瓜皮各 200 克。
辅料：橙汁、盐、糖各适量。

❈ 制作过程

◆ 1. 将西瓜皮削去外层青皮，去掉内层红瓤，切条。

◆ 2. 将莲藕洗净刮去外皮，切片泡在凉水盆中。

◆ 3. 将瓜条、藕片分别在开水中氽一下，取出沥干水分。

◆ 4. 在瓜条、藕片中加橙汁、盐、糖拌匀，使其色泽呈淡黄色，装盘即可。

食疗分析 橙子含有大量维生素 C 和胡萝卜素，能软化和保护血管，促进血液循环，降低胆固醇和血脂；经常食用橙子对预防胆囊疾病有一定的效果，且橙子发出的气味有助于女性克服紧张情绪，有利于缓解人们的心理压力。

饮食宜忌 如患有高血压，可用鲜西瓜汁或瓜皮煮水，适量服用；脾胃寒湿者禁服。

生菜

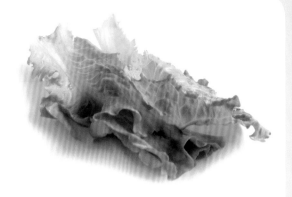

◆ **别名**：莴苣

◆ **食用性质**：味甘，性凉

◆ **食疗成分**：膳食纤维、甘露醇

生菜即叶用莴笋，因适宜生食而得名，质地脆嫩，口感鲜嫩清香。在食肉量明显增加的现代人中，生菜给人带来清爽利口的美好感受，颇受人们喜爱。生菜有两种类型：球形的包心生菜和叶片皱褶的奶油生菜（花叶生菜）。

营养功效

生菜富含膳食纤维、甘露醇及水分，可促进血液循环，有助于尿酸的排泄，而且嘌呤含量低，有利于缓解痛风症状。

生菜中含有膳食纤维和维生素 C，有消除多余脂肪的作用，故又叫减肥生菜。

因生菜茎叶中含有莴苣素，故味微苦，具有镇痛催眠、降低胆固醇、辅助治疗神经衰弱等功效。

生菜中含有一种"干扰素诱生剂"，可刺激人体正常细胞产生干扰素，从而产生一种"抗病毒蛋白"抑制病毒。

生菜有降低胆固醇的功效，可缓解神经衰弱等症状；生菜所含有的维生素 C 还能有效缓解牙龈出血。

饮食宜忌

生菜与海带同食可促进铁的吸收，与鸡蛋同食有滋阴润燥、清热解毒的功效。尿频、胃寒的人应少吃；生菜不可与碱性药物同食。

购存技巧

挑选球生菜时，要选松软叶绿、大小适中的为佳，硬邦邦的口感差。买散叶生菜时，应挑选大小适中、叶片肥厚适中、叶质鲜嫩、叶绿梗白且无蔫叶的为佳，如中间有突起的苔，说明已经老了。

生菜对乙烯极为敏感，储藏时应远离苹果、梨和香蕉，以免诱发赤褐斑点。

食用方法

因生菜可能有残留农药化肥，生吃前一定要洗净。

生菜无论是炒还是煮，时间都不要太长，这样可以保持生菜脆嫩的口感；生菜用手撕成片，吃起来会比刀切的脆。

主料：生菜 150 克，干香菇 100 克。

辅料：淀粉、食用油、高汤、盐、味精、糖、蚝油各适量。

生菜香菇

◎ 食疗菜例 ◎

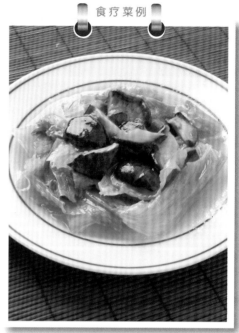

❋ 制作过程

◆ 1. 将干香菇用热水泡发，去蒂，加淀粉抓匀，洗净；生菜洗净，手撕成薄片。

◆ 2. 锅内烧水，加入生菜、香菇烫熟，捞起装盘。

◆ 3. 锅内倒入食用油烧热，加高汤烧开，淋下淀粉，用水勾芡，加蚝油，拌匀，淋在香菇和生菜上。

食疗分析 香菇中有一种一般蔬菜所缺乏的麦淄醇，它可转化为维生素 D，促进体内钙的吸收，并可增强人体抗病能力；香菇对腹壁脂肪较厚的患者，有一定的减肥效果。

饮食宜忌 香菇适宜贫血、抵抗力低下者、高血脂、高血压、动脉硬化、糖尿病、肾炎患者食用。

蚝油生菜

◎ 食疗菜例 ◎

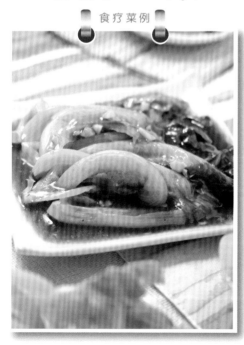

主料：生菜 500 克。

辅料：蒜、食用油、蚝油、酱油、糖、料酒、胡椒粉、香油、盐各适量。

❋ 制作过程

◆ 1. 将生菜切去老根，剥取嫩菜叶，用清水漂洗干净，沥水；蒜去皮取蒜瓣，用清水洗净，切成细粒。

◆ 2. 锅置火上，放入食用油烧至五成热，放入生菜叶煸炒至软，捞出沥水，码在盘内。

◆ 3. 锅内放食用油烧热，放入蒜粒和和蚝油炒出香味，加上酱油、盐、糖、料酒和胡椒粉炒至浓稠状，淋上香油后出锅，淋在炒好的生菜叶上面即可。

食疗分析 蚝油含有丰富的微量元素和多种氨基酸，并含有大量的锌元素，是缺锌人士的首选膳食调料。

饮食宜忌 蚝油尤其适合缺锌人士及生长发育期的儿童食用。

芋头

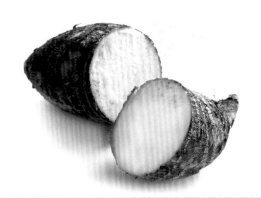

◆ **别名**：香芋、芋艿、毛芋、山芋

◆ **食用性质**：味甘、辛，性平

◆ **食疗成分**：钾、膳食纤维

芋头是天南星科植物多年生草本芋的地下块茎。芋头又称芋艿，口感细软，绵甜香糯，营养价值近似于土豆，又不含龙葵素，易于消化，是一种很好的碱性食物。在广东等地方，中秋节吃芋头是源远流长的一种习俗。

营养功效

芋头含有丰富的钾及膳食纤维，是一种热量低、嘌呤低的碱性食物，经常食用，能够有效地促进尿酸的排泄，对防治痛风非常有益。

芋头中富含蛋白质、矿物质、胡萝卜素、烟酸、维生素C、B族维生素、皂角甙等多种成分，所含矿物质中，氟的含量较高，具有洁齿防龋、保护牙齿的作用。与此同时，芋头还具有增强人体免疫功能的功效。

芋头含有丰富的黏液皂素及多种微量元素，可帮助机体纠正微量元素缺乏导致的生理异常，同时能增进食欲，帮助消化，故中医认为芋头可补中益气。

饮食宜忌

芋头特别适合身体虚弱者食用。

对于有痰、敏性体质（荨麻疹、湿疹、哮喘、过敏性鼻炎）者、小儿食滞、胃纳欠佳以及糖尿病患者应少食；食滞胃痛、肠胃湿热者忌食。

购存技巧

芋头应选择结实、没有斑点、体型匀称的。与此同时，拿起来重量轻，表示水分少，切开来肉质细白，表示质地松，这就是上品。注意外形不要有烂点，否则切开一定有腐败处，此外也可以观察芋头的切口，切口汁液如果呈现粉质，肉质就会香脆可口，如果呈现液态状，肉质就没有那么蓬松。

平时应放置于干燥阴凉的地方且要通风。因为芋头容易变软，故应在购买之后尽快食用完；又因芋头不耐低温，故鲜芋头一定不能放入冰箱。在气温低于7℃时，芋头应存放于室内较温暖处，防止因冻伤造成腐烂。

食用方法

芋头既可作为主食蒸熟蘸糖食用，又可用来制作菜肴、点心。

主料：小芋头 500 克。

辅料：蒸肉米粉 150 克，辣酱、食用油、葱末、香油、盐各适量。

粉蒸芋头

食疗菜例

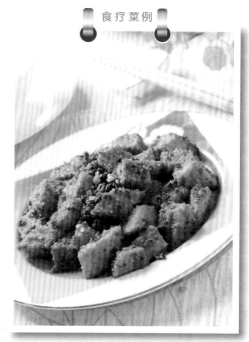

❈ 制作过程

◆ 1. 将芋头汆水后切滚刀块，放入大碗中，加辣酱、香油、盐拌匀，腌渍 20 分钟以便入味。

◆ 2. 将蒸肉米粉倒在碗中，将腌过的小芋头一个一个地放入碗中蘸上米粉。

◆ 3. 蒸锅置大火上加水煮沸，将蘸好米粉的小芋头入蒸笼蒸 30 分钟，出笼后撒点葱末即可。

食疗分析 香油中含有丰富的维生素 E，具有促进细胞分裂和延缓衰老的功能；香油有利于人体对食物的消化吸收，有润肠通便的功效。

饮食宜忌 口腔溃疡、牙周炎、牙龈出血、咽喉发炎等症状者可多食用香油。

太极芋泥

食疗菜例

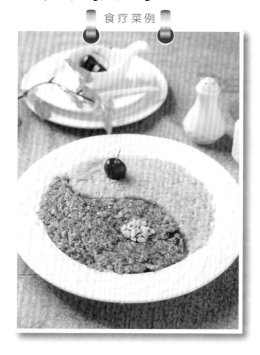

主料：槟榔芋头 500 克，红枣 100 克。

辅料：冬瓜条 50 克，樱桃 15 克，瓜子仁 10 克，糖、熟猪油各适量。

❈ 制作过程

◆ 1. 将槟榔芋头去皮，每个切 4 块，放在盆里，加适量水，上笼蒸 1 小时取出，放在弯板上，用刀压成蓉状，拣去粗筋；红枣去皮、核，切碎分成两份；冬瓜条切米粒状。

◆ 2. 将红枣装入碗里，加糖适量，上笼屉用中火蒸 5 分钟取出。

◆ 3. 将锅置小火上，下猪油烧热，将蒸过的红枣下锅搅拌成糊状后，浇在芋泥上，再用瓜子仁、樱桃在芋泥上面装饰成太极图案即成。

食疗分析 瓜子仁所含丰富的钾元素对保护心脏功能、预防高血压有一定的作用。

饮食宜忌 瓜子仁炒后性温燥，多食易引起口干、口疮、牙痛等"上火"症状。

茭白

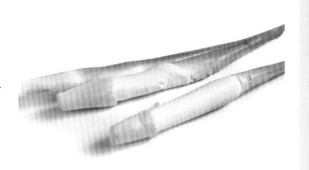

◆ **别名**：茭粑、篙芭、茭笋、茭芦

◆ **食用性质**：味甘，性寒

◆ **食疗成分**：碳水化合物、钾

茭白是一种较为常见的水生蔬菜，为禾本科植物菰的嫩茎杆被菰黑粉菌刺激而形成的纺锤形肥大部分。茭白是我国的特产蔬菜，与莼菜、鲈鱼并称为"江南三大名菜"。由于茭白质地鲜嫩，味甘实，被视为蔬菜中的佳品。

营养功效

茭白含有丰富的碳水化合物及钾，既能止渴，又能促进尿酸的排泄，能够缓解痛风症状。

茭白甘寒，性滑而利，既能利尿祛水，辅助治疗四肢浮肿、小便不利等症，又能清暑解烦而止渴，夏季食用尤为适宜，可清热通便，除烦解酒，还能解除酒毒，治酒醉不醒。

茭白含较多的碳水化合物、蛋白质、脂肪等，能补充人体的营养物质，具有强壮机体的作用。

饮食宜忌

茭白更适宜高血压、黄胆肝炎患者，产后乳汁缺少的妇女，饮酒过量、酒精中毒者食用。

茭白不适宜阳痿、遗精、脾虚胃寒、肾脏疾病、腹泻者以及尿路结石或尿中草酸盐类结晶较多者食用。

购存技巧

茭白应选购孕穗后期，肉质茎显著膨大，抱茎叶鞘中部向左右裂开，露出 1 ～ 2 厘米茭肉即所谓"露白"的为佳。过期老化、肉质松软、纤维粗硬，甚至寄生的菌丝产生厚膜孢子，在茭白内发生黑点，逐渐扩大成为黑褐色的则不宜购买。

茭白水分极高，若放置过久，会丧失鲜味，最好即买即食。若需保存，可以用纸包住，再用保鲜膜包裹，放入冰箱保存。

食用方法

茭白适用于炒、烧等烹调方法，或做配料和馅心，如"酱烧蒋笋"、"茭笋肉片"、"蟹肉茭白烧卖"等。

茭白以春夏季的质量最佳，招牌营养素比较丰富；如出现黑心，是品质粗老的表现，不可食用。

主料：茭白 300 克。

辅料：猪肉末 75 克，鸡蛋、富强粉各 50 克，食用油、盐、味精、葱花各适量。

桂花炒茭白

食疗菜例

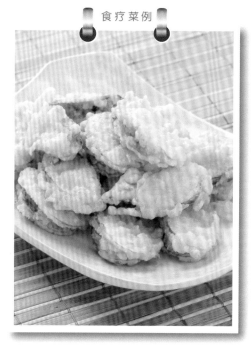

❀ 制作过程

◆1. 将茭白切成连刀片，将葱花、盐、味精、水加入猪肉末调成馅，夹在茭白片里，成茭白夹。

◆2. 将面粉放入碗中，加入鸡蛋、水，调成蛋糊备用。

◆3. 锅内加入食用油烧热，将茭白夹蘸上蛋糊，逐个下入锅中炸至淡黄色捞出，待油烧至七成热时，再次下茭白夹，炸至外壳脆硬，成金黄色时捞出，沥油即可。

食疗分析 富强粉富含蛋白质、碳水化合物、维生素和钙、铁、磷、钾、镁等矿物质，有养心益肾、健脾厚肠、除热止渴的功效。

饮食宜忌 猪肉不宜多食，肥肉尤其如此，多食则助热，使人体脂肪蓄积，身体肥胖。

油焖茭白

食疗菜例

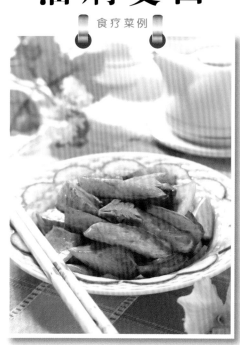

主料：茭白 300 克。

辅料：洋葱 50 克，食用油、香油、盐、味精、生抽、糖、淀粉各适量。

❀ 制作过程

◆1. 将茭白去皮，洗净，切成滚刀块；洋葱切片。

◆2. 将茭白下入五成热油中浸炸透，倒入漏勺，控净油分，备用。

◆3. 原锅留少许底油，用洋葱炝锅，添汤烧开，加入盐、味精、生抽、糖及茭白，转小火焖至入味，用水淀粉勾芡，淋香油，出锅装盘即可。

食疗分析 洋葱不含脂肪，其精油中含有可降低胆固醇的含硫化合物的混合物，可用于辅助治疗消化不良、食欲不振、食积内停等症。

饮食宜忌 洋葱一次不宜食用过多，否则容易引起目糊和发热。同时洋葱辛温，热病患者应慎食。

节瓜

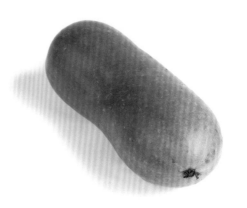

◆ **别名**：毛瓜

◆ **食用性质**：味甘，性平

◆ **食疗成分**：碳水化合物、蛋白质

节瓜属葫芦科一年生攀援草本植物，是冬瓜的一个变种，原产中国南部，是中国的特产蔬菜之一。节瓜的老瓜、嫩瓜均可食用，是一种营养丰富，口感鲜美，炒食做汤皆宜的瓜类。在香港，花瓣新鲜未干的嫩节瓜，更被视为高档蔬菜。

营养功效

节瓜在瓜类蔬菜中，其含钠量和脂肪含量都较低，常吃可以起到减肥的作用，也有利于尿酸的排出，可缓解痛风症状。节瓜还具有清热、清暑、解毒、利尿、消肿等功效，是炎热夏季的理想蔬菜。此外，节瓜对治疗肾脏病、浮肿病、糖尿病等也有一定的辅助作用。

节瓜作为食用蔬果，老嫩皆可做菜，也可煲汤以作解暑的茶水饮用。营养价值方面，节瓜含有碳水化合物、蛋白质、维生素 A、维生素 B_1、维生素 B_2、维生素 C、核黄素、果糖、胡萝卜素以及磷质、钙质和铁质等矿物质，营养丰富。中医亦认为节瓜不寒不热，相较于冬瓜的寒凉，很具"正气"。

饮食宜忌

肾脏病、浮肿病、糖尿病患者可多食节瓜。
脾虚胃寒者慎食节瓜。

购存技巧

在果实形状上，节瓜从短圆柱形到长圆柱形，果皮颜色从浓绿色、绿色到黄绿色都有，品种不少。挑选时以小型品种，乃头稍大，皮色深绿，表面茸毛浓密、挺直，去皮无损伤的为较新鲜的节瓜。新鲜的节瓜去皮后皮肉有潮湿现象，容易煮黏，口感较好。

嫩瓜不耐贮藏，应放置在阴湿冷凉通风处，最好在 3～5 天内食用完。老熟瓜因达到生理成熟，耐贮藏。

食用方法

嫩瓜肉质柔滑、清淡，老瓜和嫩瓜均可供炒、煮食或做汤用，但以嫩瓜为佳。

主料：节瓜 400 克，芋头（最好选白芋仔）200 克。

辅料：姜、盐各适量。

❖ 制作过程

- ◆1. 将节瓜刨皮、洗净、切片；白芋头去皮、洗净，大个的切件；姜洗净切片。
- ◆2. 起油锅，分别把芋头和节瓜略炒片刻，在炒节瓜时下姜片，炒后盛出。
- ◆3. 在锅中加入水和芋头，大火煮沸后改小火煮至熟，下节瓜，稍沸片刻，加入适量盐调味即可。

食疗分析 芋头含有一种黏液蛋白，被人体吸收后能产生免疫球蛋白，或称抗体球蛋白，可提高机体的抵抗力，故中医认为芋头能解毒。

饮食宜忌 芋头烹调时一定要烹熟，否则其中的黏液会刺激咽喉；芋头忌与香蕉同食。

节瓜芋头汤

食疗菜例

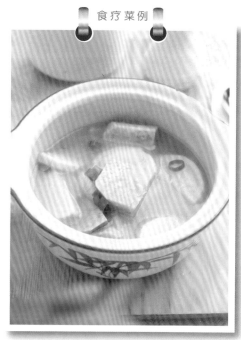

淡菜节瓜煲番鸭汤

食疗菜例

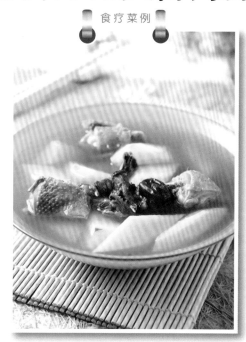

主料：节瓜 200 克，番鸭 100 克。

辅料：淡菜 30 克，红枣 20 克，盐、鸡粉、姜各适量。

❖ 制作过程

- ◆1. 先将番鸭砍成块，淡菜洗净，节瓜去皮切成块，姜去皮拍破。
- ◆2. 锅内烧水，待水开后，投入番鸭块，用中火飞水，去净血渍，捞起待用。
- ◆3. 取瓦煲一个，加入番鸭、淡菜、节瓜、红枣、姜，注入适量水，用小火煲约 2 小时，调入盐、鸡粉，即可食用。

食疗分析 淡菜含有一种具有降低血清胆固醇作用的代尔太 7- 胆固醇和 24- 亚甲基胆固醇，兼有抑制胆固醇在肝脏合成和加速排泄胆固醇的独特作用。

饮食宜忌 素体虚寒、受凉引起的不思饮食、胃部冷痛、腹泻清稀、腰痛、肥胖、动脉硬化、慢性肠炎者应少食番鸭；感冒患者不宜食用。

冬瓜

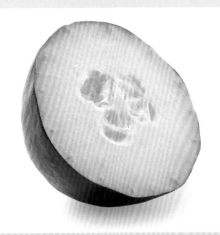

◆ **别名**：白瓜、水芝、枕瓜

◆ **食用性质**：味甘、淡，性凉

◆ **食疗成分**：钾、维生素C

冬瓜属葫芦科、冬瓜属一年生草本植物的果实，主要产于夏季，取名为冬瓜是因为瓜熟之际，表面上有一层白粉状的东西，就好像是冬天所结的白霜。冬瓜，果呈圆、扁圆或长圆形，大小因果种不同；皮绿色，多数品种的成熟果实表面有白粉；果肉厚，白色，疏松多汁，味淡，嫩瓜或老瓜均可食用。

营养功效

冬瓜是名副其实的高钾低钠食品，嘌呤含量微乎其微，能够降低血脂，促进尿酸排泄，有益于痛风患者食用。

冬瓜含维生素C较多，且钾盐含量高，钠盐含量较低，高血压、肾脏病、浮肿病等患者食之，可达到消肿而不伤正气的效果。

冬瓜中所含的丙醇二酸，能有效地抑制糖类转化为脂肪，加之冬瓜本身不含脂肪，热量不高，对于防止人体发胖具有重要意义，还可以有助于人体体形健美。

饮食宜忌

冬瓜适宜肾病、水肿、肝硬化腹水、脚气病、高血压、糖尿病、动脉硬化、冠心病、肥胖以及缺乏维生素C者食用。

冬瓜性寒凉，脾胃虚弱、肾脏虚寒、久病滑泄、阳虚肢冷者忌食。

购存技巧

选购冬瓜时，应选择皮色青绿、带白霜、形状端正、表皮无斑点或外伤、且皮不软、不腐烂的，挑选时可以用指甲掐一下，表皮硬、肉质紧密、种子已经成熟的黄褐色的冬瓜，口感较好。

冬瓜喜温、耐热、可放在通风处保存。

食用方法

冬瓜性凉，不宜生食，可用于煎汤，煨食，做药膳，捣汁饮。

冬瓜是一种解热利尿比较理想的日常食物，连皮一起煮汤，效果更明显。冬瓜与肉煮汤时，冬瓜必须后放，然后用小火慢炖，这样能防止冬瓜过熟过烂。

主料：冬瓜 500 克，咸蛋黄 200 克。
辅料：食用油、盐、味精、水淀粉各适量。

蛋黄酿冬瓜

食疗菜例

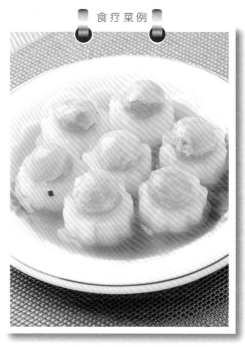

❋ 制作过程

◆ 1. 将冬瓜去皮切厚片，中央挖洞待用。

◆ 2. 将锅中倒入水煮沸，下冬瓜煮至八成熟，出锅后酿入咸蛋黄（原汤留用），装碟待用。

◆ 3. 酿冬瓜上笼，以中火蒸 8 分钟。

◆ 4. 另外开锅，用味精、盐、水淀粉和少量原汤勾芡，淋于冬瓜表面即可。

食疗分析 咸蛋黄含有大量的铁，对儿童来说可补铁，且有益大脑发育；咸蛋黄里含有的叶黄素和玉米黄素还可帮助眼睛过滤有害的紫外线，延缓眼睛的老化，预防视网膜黄斑变性和白内障等眼疾。

饮食宜忌 蛋黄煮的时间过长，表面会形成灰绿色硫化亚铁层，很难被人体吸收；蛋白质会老化，变硬变韧，影响食欲，也不易吸收。

梅味冬瓜

食疗菜例

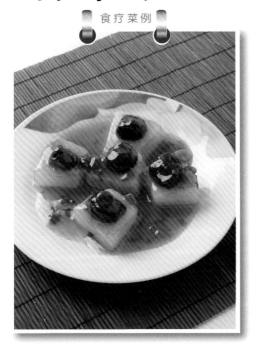

主料：冬瓜 600 克。
辅料：陈年梅 20 克，酸梅汁、冰糖各适量。

❋ 制作过程

◆ 1. 冬瓜去皮，切成 5 厘米长的段状，中间挖空，用模型取出圆块状。

◆ 2. 起油锅将冬瓜外表炸成黄色，酿入陈年梅。

◆ 3. 取一小锅，将冬瓜、酸梅汁、冰糖放入用中小火焖煮约 10 分钟即可。

食疗分析 乌梅里的柠檬酸能帮助吸收维生素及酵素，还具有抗菌及消除疲劳的作用；乌梅有消毒的功能，也能防止食物在肠胃里腐化，保护消化系统。

饮食宜忌 乌梅适宜虚热口渴、胃呆食少、胃酸缺乏(包括萎缩性胃炎胃酸过少者)、消化不良、慢性痢疾肠炎、孕妇妊娠恶阻、胆道蛔虫者食用；夏季乌梅适宜与砂糖煎水做成酸梅汁饮料，可清凉解暑，生津止渴。

主料：冬瓜 250 克。

辅料：葱、糖、酱油、盐、味精、食用油、水淀粉各适量。

❋ 制作过程

◆ 1. 将冬瓜削去外皮，去瓤、籽，洗净切成条待用；葱切末。

◆ 2. 将炒锅置大火上，放入食用油烧至六成热，下葱末爆香，倒入冬瓜条炒至断生。

◆ 3. 加入盐、酱油、糖、味精和适量的水，用大火烧至冬瓜条熟烂，用水淀粉勾芡，炒匀即可出锅。

食疗分析 味精中的主要成分是谷氨酸钠，谷氨酸钠具有辅助治疗慢性肝炎、肝昏迷、神经衰弱、癫痫病、胃酸缺乏等病的作用；味精还能增加食品的鲜味，引起人们的食欲，有助于提高人体对食物的消化率。

饮食宜忌 记忆障碍、高血压患者，孕妇、婴幼儿不宜吃味精；老人和儿童也不宜多食。

酱烧冬瓜条

食疗菜例

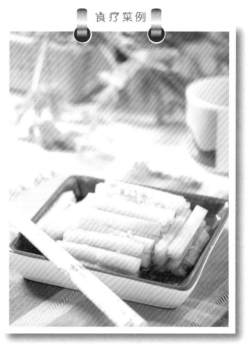

红焖冬瓜

食疗菜例

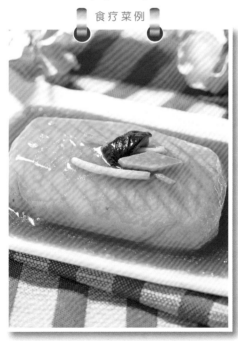

主料：冬瓜 300 克。

辅料：香菇、姜、葱、食用油、盐、味精、糖、水淀粉、老抽、鸡汤各适量。

❋ 制作过程

◆ 1. 将冬瓜去皮、去籽，切大块，香菇、姜均切片，葱切小段。

◆ 2. 锅内下食用油烧热，放入姜片、香菇、冬瓜，加入鸡汤、盐、味精、糖、老抽，同烧至熟透，用水淀粉勾芡，加入葱段，即可入碟。

食疗分析 姜中的姜辣素进入人体内后，能产生一种抗氧化本酶，它有很强的对付氧自由基的本领，比维生素 E 还要强得多。所以，吃姜能抗衰老，老年人常吃生姜可除"老年斑"。

饮食宜忌 姜适宜伤风感冒、寒性痛经、晕车晕船者食用；阴虚内热及邪热元盛者忌食。

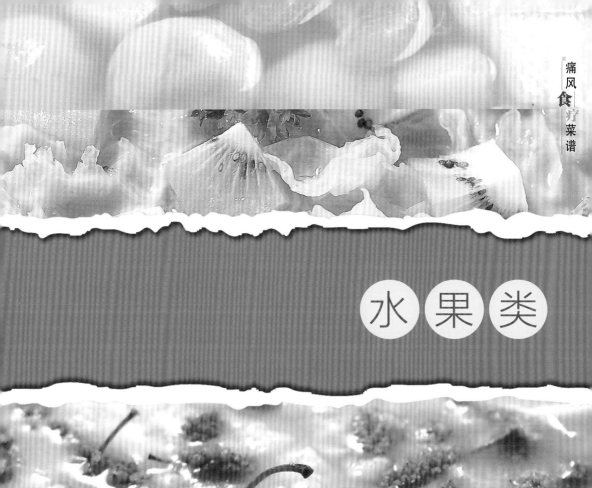

水果类

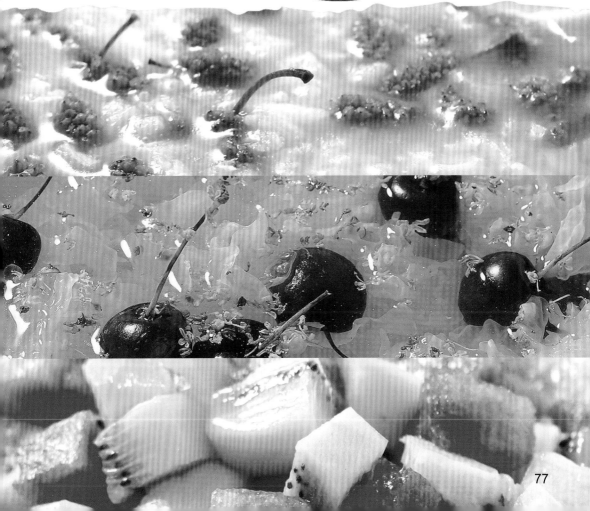

痛风患者食用水果须知

水果对缓解痛风有什么益处

大部分水果富含水分、维生素、膳食纤维、糖类（主要是果糖、葡萄糖和蔗糖）及少量矿物质与蛋白质，食用这些物质对痛风患者非常有益。如维生素，它是人体不可缺少的一种营养素，虽然在体内含量很小，但生理作用却很大，因为它参与人体物质与能量的代谢，调节生理与生化过程。如果痛风患者体内长期缺乏各种维生素，特别是维生素E，就会影响体内尿酸向尿素的充分转化。还有膳食纤维，其作用更是不可低估，它能将痛风患者体内的废物以及尿酸排出体外，对缓解痛风症状非常有利。至于矿物质，又称无机盐，虽然它在人体中仅占3.5%，但它所起的作用是相当大的，并参与人体组织构成和功能形成，对痛风患者来说，与食物的酸碱性有密切关系的矿物质就有七八种，特别是钾、钠、钙、镁等矿物质较多的食物，在体内最终的代谢产物常呈碱性。由此可见，痛风患者经常吃水果对病情的控制是很有利的，但痛风合并糖尿病患者应有选择地限制食用。

水果吃多少好

痛风患者每天的水果食用量应在150～200克为宜。平时所吃水果种类应多些，不能完全由着自己的喜好吃，如爱吃苹果就一味地吃苹果，爱吃葡萄就一味地吃葡萄，这样营养比较单一。痛风患者可以吃各种水果，但不可多吃加工的果汁或多糖的果味饮料。

水果应该什么时候吃

痛风患者饭前半小时吃水果最好，也可在上午10点左右，下午4点左右吃，或是在晚上睡觉前1个小时吃，但饭后不要马上吃水果，这样既有利于营养的消化吸收，又可以避免一次摄入量太多的碳水化合物，加重肠道负担。

吃水果应该注意什么问题

吃水果最好先了解水果的碱性与寒热属性，这样才能选对对自己身体有益的水果。属于寒性的碱性水果一般有：猕猴桃、柿子、桑葚、无花果、甘蔗、香蕉、马蹄等。属于凉性的碱性水果有：芒果、罗汉果、橙子、梨、枇杷、苹果等。属于平性的碱性水果有：橘子、桂圆、山楂、石榴、葡萄、木瓜、槟榔、柠檬、荔枝等。属于热性的碱性水果有：樱桃、桃子等。

水果一次不要吃多，特别是柑橘类水果。

大寒、大热性水果最好不要同时吃，以免脾胃受到刺激。

柑橘、柿子、山楂等水果不宜空腹食用。

痛风合并糖尿病患者要掌握好吃水果的时机和种类，当血糖控制得比较理想时，可以吃水果，但应选择含糖量相对较低及升高血糖速度较慢的水果，如猕猴桃、橘子、苹果、梨等。

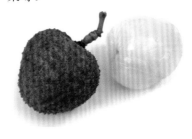

水果的清洗

有些人喜欢用洗洁精来洗水果，殊不知如果用自来水冲洗得不够充分，吃后很容易导致洗洁精在胃里残留，对人体健康危害很大，亦可能导致痛风症状更严重，所以痛风患者吃水果时尤其要注意水果的清洗。

洗水果时可以用食盐。在水果表皮过水浸湿后，放一点盐，然后双手握着水果来回轻轻地搓，表面的脏东西很快就能搓干净，然后再用水冲干净。这样清洗的原理是：盐的小颗粒状态，增强了摩擦力。而且食盐本身也非常干净。另外将牙膏涂在水果表面当清洁剂，这个办法也很好用。这样洗出来的水果就可以放心吃了。

1. 葡萄：葡萄表面有一层白霜（一般为农药波尔多液的残留物，有小毒），还粘附着一些泥土，用手洗重了会洗烂，洗轻了洗不掉，面对这种窘状，我们可以把葡萄放在水里面，然后放入两勺面粉或淀粉，不要使劲的去揉它，只需来回倒腾，然后放水里来回地筛洗。因为面粉和淀粉都是有黏性的，它会把黏附在葡萄表面的物质给清除下来，这样葡萄就变干净了。

2. 苹果：平常吃苹果，有许多人喜欢连皮一起吃，但现在许多保鲜技术让苹果表面残留的化学物质不易清洗。有个小窍门：苹果过水浸湿后，在表皮放一点盐，然后双手握着苹果来回轻轻地搓，这样表面的脏东西很快就能搓干净，再用水冲干净，就可以放心吃了。

3. 杨梅：将杨梅清洗干净后须用盐水浸泡 20 ～ 30 分钟后再食用，因盐水有杀灭某些病菌的作用，另外，亦可帮助去除隐匿于杨梅果肉中的寄生虫。

4. 桃子：可先用水淋湿桃子，然后抓一把盐涂在桃子表面，轻轻搓一搓后，再将桃子放在水中泡一会儿，最后用清水冲洗干净，桃子表面的绒毛就全部去除了。或者，也可以在水中加少许盐，将桃子直接放进去泡一会儿，然后用手轻轻搓洗，桃子表面的绒毛也就全掉了。

5. 草莓：（1）首先用流动自来水连续冲洗几分钟，把草莓表面的病菌、农药及其他污染物除去大部分。（注意：不要先浸在水中，以免农药溶出在水中后再被草莓吸收，并渗入果实内部。）（2）把草莓浸在淘米水（宜用第一次的淘米水）及淡盐水（一盆水中加半调羹盐）中 3 分钟，它们的作用是不同的。碱性的淘米水有分解农药的作用，淡盐水可以使附着在草莓表面的昆虫及虫卵浮起，便于被水冲掉，且有一定的消毒作用。（3）再用流动的自来水冲净淘米水和淡盐水以及可能残存的有害物。（4）用净水（或冷开水）冲洗一遍即可。（另外需提醒的是：在洗草莓前不要把草莓蒂摘掉，以免在浸泡过程中让农药及污染物通过"创口"渗入果实内，反而造成污染。

香蕉

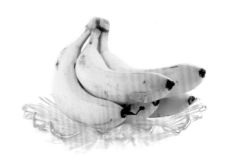

◆ **别名**：蕉子、蕉果、甘蕉

◆ **食用性质**：味甘，性寒

◆ **食疗成分**：钾、碳水化合物、膳食纤维

香蕉为芭蕉科植物甘蕉的果实。秋季果实成熟时采收，经处理脱涩后，洗净鲜用。香蕉的果肉香甜，是人们喜爱的水果之一，欧洲人因香蕉能解除忧郁而称之为"快乐水果"，而且香蕉还是女孩子们钟爱的减肥佳果。

营养功效

香蕉含有非常丰富的碳水化合物及钾，可补充身体糖分，减少尿酸沉积，并促进尿酸排出体外，对防治痛风合并高血压、肥胖症有一定辅助作用。

香蕉能缓和胃酸的刺激，保护胃黏膜；香蕉含有大量糖类物质及其他营养成分，可充饥、补充营养及能量。

香蕉性寒能清肠热，味甘能润肠通便，可辅助治疗热病烦渴等症；香蕉中大量的碳水化合物、膳食纤维等可以促进体内有毒物质的排出，保护人体的健康。

饮食宜忌

香蕉尤其适合口干烦躁、咽干喉痛、大便干燥、痔疮、大便带血、上消化道溃疡、高血压、冠心病、动脉硬化等患者食用。

脾胃虚寒、便溏腹泻者不宜多食、生食，急慢性肾炎及肾功能不全者忌食。

购存技巧

优质香蕉果皮呈鲜黄或青黄色，梳柄完整，无缺只和脱落现象，一般每千克在25个以下；单只香蕉体弯曲，果实丰满、肥壮，色泽新鲜、光亮，果面光滑，无病斑、无虫疤、无霉菌、无创伤，果实易剥离，果肉稍硬。

香蕉在冰箱中存放容易变黑，应该把香蕉放进塑料袋里，再放入一个苹果，然后尽量排出袋子里的空气，扎紧袋口，再放在家里不靠近暖气的地方，这样香蕉可以保存一个星期左右。

食用方法

香蕉果实除作鲜果食用外，还可用于加工，如熟香蕉可制成香蕉粉，用于制糕饼及面包；果实经发酵后可酿造香蕉酒或提取酒精；成熟果实可加工制罐头、果脯、香蕉干、果汁、香精等。

主料：香蕉 200 克，面粉 150 克。
辅料：糖、沙拉酱、面包糠、食用油各适量。

脆皮香蕉卷

食疗菜例

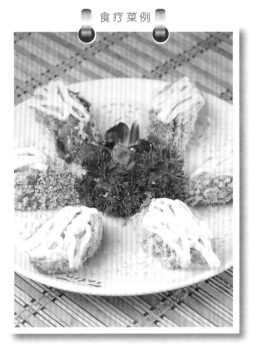

❀ 制作过程

◆ 1. 将面粉加水、糖搅匀，揉成面团。

◆ 2. 将面团分 3 份，擀成薄皮，香蕉剥皮，用薄皮卷起。

◆ 3. 沾上面包糠，放入油锅内稍炸至熟，切段，再挤出适量沙拉酱做装饰即可。

食疗分析 香蕉含碳水化合物、蛋白质、脂肪，还含多种微量元素和维生素，其中维生素 A 能促进生长，增强对疾病的抵抗力，是维持正常的生殖力和视力所必需；硫胺素能抗脚气病、促进食欲、助消化、保护神经系统。

饮食宜忌 香蕉属高热量水果，痛风患者应严格按照每日总热量的规定进行配餐，应适量食用香蕉，一次不宜食用过多。

土豆香蕉泥

食疗菜例

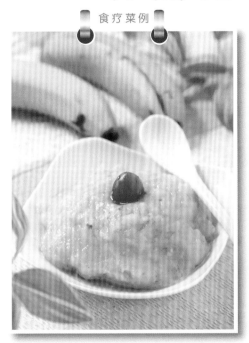

主料：香蕉 300 克，土豆 200 克。
辅料：圣女果 50 克，蜂蜜适量。

❀ 制作过程

◆ 1. 将香蕉去皮，用汤匙捣碎；土豆洗净去皮。

◆ 2. 将土豆放入电饭锅蒸至熟软，取出压成泥状，放凉备用。

◆ 3. 将香蕉泥与土豆泥混合，中间摆上圣女果，淋上蜂蜜即可。

食疗分析 圣女果中含有谷胱甘肽和番茄红素等特殊物质，这些物质可促进人体的生长发育，并且可增加人体抵抗力，延缓人的衰老。另外，番茄红素可保护人体不受香烟和汽车废气中毒素的侵害，并可提高人体的防晒功能。

饮食宜忌 急性肠炎、菌痢及溃疡患者不宜食用圣女果；圣女果忌与石榴同食。

马蹄

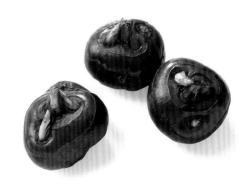

◆ **别名**：荸荠、地栗

◆ **食用性质**：味甘，性寒

◆ **食疗成分**：碳水化合物、钾

马蹄是一种生长在水田中的多年生草本植物的地下茎，冬、春季挖掘上市。马蹄呈扁圆形，皮色紫黑，肉质洁白，味甜多汁，清脆可口，自古有"地下雪梨"之美誉，北方人视之为"江南人参"。马蹄既可作为水果，又可算作蔬菜，是大众喜爱的时令补溢之品。

营养功效

马蹄中含有丰富的碳水化合物和钾，可有效地补充身体的糖分，促进尿酸的排泄，缓解痛风症状。

马蹄中所含的磷是根茎类蔬菜中较高的，能促进人体生长发育和维持生理功能的需要，对牙齿骨骼的发育有很大好处，同时可促进体内的糖、脂肪、蛋白质三大物质的代谢，调节酸碱平衡，因此马蹄适宜儿童食用。

马蹄中含有荸荠英，这种物质对黄金色葡萄球菌、大肠杆菌、产气杆菌及绿脓杆菌均有一定的抑制作用，对降低血压也有一定的效果。

饮食宜忌

儿童和发烧病人最宜食用马蹄，咳嗽多痰、咽干喉痛、消化不良、大小便不利者也可多食；对于高血压、便秘、糖尿病尿多、小便淋沥涩通、尿路感染患者均有一定的疗效，而且还可预防流脑及流感的传播。

马蹄不适宜小儿消化力弱、脾胃虚寒、有血淤者食用。

购存技巧

马蹄的生产季节在冬春两季，选购时，应选择个体大的，外皮呈深紫色而且芽短粗的。

马蹄不宜置于塑料袋内保存，应置于通风的竹箩筐里保存最佳。

食用方法

马蹄不宜生吃，因为马蹄生长在泥中，外皮和内部都有可能附着较多的细菌和寄生虫，所以一定要洗净煮透后方可食用。

马蹄熟食多用于做配料，也可用于炒、烧或做馅心，如马蹄炒虾仁、马蹄炒鸡丁等。

主料：丝瓜、马蹄各 150 克。

辅料：胡萝卜 50 克，葱末、姜末、食用油、盐、花椒油、料酒、高汤各适量。

马蹄炒丝瓜

食疗菜例

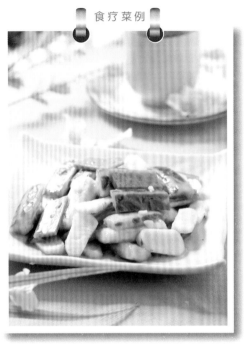

❋ 制作过程

◆ 1. 将丝瓜洗净，去皮去瓤，切小块；胡萝卜去皮切片；马蹄去皮洗净，入沸水中烫洗，取出切小块。

◆ 2. 将食用油入锅烧热，放葱末、姜末爆香，下丝瓜块、胡萝卜片炒软，加高汤、料酒、盐调味一起煮沸，加入马蹄块稍煮片刻，淋花椒油即可。

食疗分析 胡萝卜富含维生素，并有轻微而持续发汗的作用，可刺激皮肤的新陈代谢，增进血液循环，从而使皮肤细嫩光滑，肤色红润，对美容健肤有独到的作用。

饮食宜忌 胡萝卜适宜于皮肤干燥、粗糙，或患毛发苔藓、黑头粉刺、角化型湿疹者食用。

清爽马蹄糕

食疗菜例

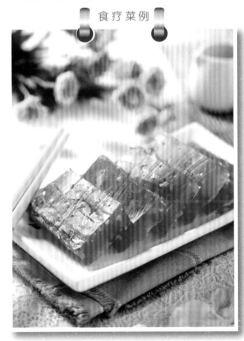

主料：马蹄 100 克，马蹄粉 300 克。

辅料：糖 300 克，水 1500 毫升，淀粉 50 克。

❋ 制作过程

◆ 1. 将马蹄去皮，切成薄片；将 150 克马蹄粉、350 毫升水和马蹄片和匀成马蹄粉浆备用。

◆ 2. 将余下的马蹄粉和 400 毫升水和匀成淀粉浆备用；将 2/3 的糖放入锅中，用小火铲至淡黄色，加入 750 毫升水和剩余的糖和匀，然后倒入淀粉浆，拌成熟浆。

◆ 3. 将熟浆倒入马蹄粉浆中，一边倒入，一边搅拌，拌成半熟粉浆，倒入容器中；上笼蒸约半小时，取出，凉后切件食用。

食疗分析 马蹄营养丰富，含有蛋白质、维生素 C 及微量元素，具有清热润肺、生津消滞、舒肝明目、利气通化的作用。

饮食宜忌 由于马蹄性寒，因此体弱者及小儿遗尿患者应避免食用。

西 瓜

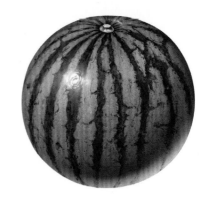

◆ **别名**：寒瓜、夏瓜、水瓜

◆ **食用性质**：味甘，性寒

◆ **食疗成分**：钾、维生素

西瓜为葫芦科植物西瓜的果实，堪称"瓜中之王"，因是在汉代从西域引入，故称"西瓜"。西瓜甘味多汁，清爽解渴，是盛夏佳果。

营养功效

西瓜含有丰富的水分、钾及各种维生素，几乎不含嘌呤，能够促进机体新陈代谢，有助于尿酸排出体外，非常适宜痛风急性期患者食用。

西瓜中含有大量的水分，清热解暑，除烦止渴，在急性热病发烧、口渴汗多、烦躁时，吃上一块又甜又沙、水分十足的西瓜，症状会马上改善。

西瓜所含的糖和盐能利尿并消除肾脏炎症，蛋白酶能把不溶性蛋白质转化为可溶的蛋白质，增加肾炎病人的营养。

吃西瓜后尿量会明显增加，这样可以减少胆色素的含量，并可使大便通畅，对治疗黄疸有一定作用。

饮食宜忌

西瓜适宜高血压、急慢性肾炎、胆囊炎、高热不退患者食用。

糖尿病患者少食，建议在两餐之间食用；脾胃虚寒，湿盛便溏者不宜食用。

购存技巧

挑选西瓜时，可根据拍打西瓜时所发出的声音来选购，将西瓜托在手中，用手指轻轻弹拍，发出咚咚地清脆声，托西瓜的手感觉有些颤动，是熟瓜；发出突突声，是成熟度比较高的反映；发出噗噗声，是过熟的瓜；发出嗒嗒声的是生瓜。

未切开的西瓜低温可保存 5 天左右，切开后用保鲜膜裹住，可低温保存三天左右。

食用方法

西瓜可鲜食，亦可榨汁，瓜皮可做菜；西瓜是夏令瓜果，冬季不宜多吃，应循季节规律；不要吃刚从冰箱里拿出来的西瓜。

主料：西瓜 500 克，菠萝、猕猴桃各 100 克。

辅料：白糖、冰沙各适量。

❋ 制作过程

◆ 1. 西瓜取三分之一，将里面的果肉挖出，将果皮修成碗状。

◆ 2. 将菠萝去皮、心，切成丁；猕猴桃去皮，切成丁；西瓜肉也切成丁。

◆ 3. 取白糖、冰沙、水果丁拌匀，装入西瓜碗中即可。

食疗分析 西瓜富含碳水化合物、水分、钙、钠等成分，具有清热解暑、生津止渴、利尿除烦的功效，可辅助治疗胸膈气壅、满闷不舒、小便不利、口鼻生疮、暑热、解酒毒等症。

饮食宜忌 肾功能不全者不宜吃过量的西瓜，如果进食太多，会因摄入过多的水，又不能及时排出，造成水分在体内储存过量，以致血容量增多，容易诱发急性心力衰竭。

清凉西瓜冻

食疗菜例

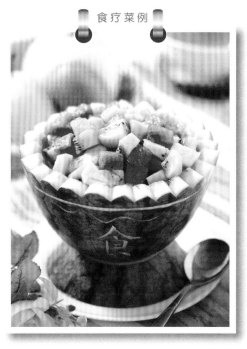

西瓜西米露

食疗菜例

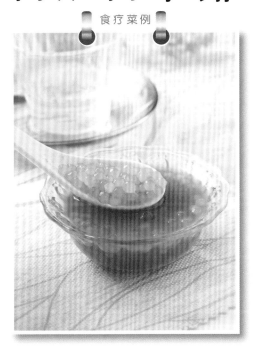

主料：西瓜 300 克，西米 250 克。

辅料：糖适量。

❋ 制作过程

◆ 1. 将西米加水入锅，边煮边注意搅拌，至半透明时，放入凉水冲洗。

◆ 2. 将西瓜去皮、核，用榨汁机榨成西瓜汁。

◆ 3. 将煮好的西米加入西瓜汁中，加糖调味即可。

食疗分析 西米的主要营养成分为蛋白质和碳水化合物，具有健脾、补肺、化痰的功效，可辅助治疗脾胃虚弱和消化不良等症；西米还有使皮肤恢复天然润泽的功能，所以西米羹很受女士的喜爱。

饮食宜忌 西米适宜体质虚弱、产后病后恢复期、消化不良、神疲乏力之人食用，同时也适宜肺气虚、肺结核、肺痿咳嗽者食用；糖尿病患者忌食。

樱桃

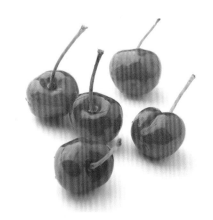

◆ **别名**：车厘子、楔桃、樱珠、含桃

◆ **食用性质**：味甘，性温

◆ **食疗成分**：钾、维生素

樱桃是蔷薇科植物樱桃的果实，是上市较早的一种乔木果实，号称"百果第一枝"。樱桃果实虽小如珍珠，但色泽红艳光洁，玲珑如玛瑙宝石，味道甘甜而微酸，既可鲜食，又可腌制或作为其他菜肴食品的点缀，备受青睐。

营养功效

樱桃含有丰富的钾、维生素及多种生物素，可促进血液循环，有助于尿酸的排出，能有效地缓解痛风症状。

樱桃的含铁量特别高，常食樱桃可补充体内对铁元素的需求，促进血红蛋白再生，既可防治缺铁性贫血，又可增强体质，健脑益智。经常食用樱桃还能养颜驻容，使皮肤红润嫩白，去皱消斑。

樱桃营养丰富，具有调中益气、健脾和胃、祛风湿的功效；对食欲不振、消化不良、风湿身痛者等均有益处；有调中益脾之功，对调气活血、平肝去热有较好的疗效，深受消费者青睐。长期食用，可明显提高人体免疫力。

饮食宜忌

消化不良、瘫痪、风湿腰腿痛、体质虚弱、面色无华者适宜食用樱桃。

有溃疡症状、上火者慎食；糖尿病者忌食。

购存技巧

樱桃以表皮稍硬为宜，挑选樱桃时应选择表皮发亮、果梗颜色为绿色、果皮表面光滑的为佳。

樱桃通常可以保存 3～7 天，超过一周就易腐烂，建议不要用塑料袋或塑料盒来装樱桃，因为透气性不好，最好用纸盒来盛放。此外，樱桃怕热，适合温度在 2～5℃，所以最好存放在冰箱里，以保持鲜嫩的口感。储存时应该带着果梗保存，否则极易腐烂。

食用方法

樱桃可生食，应季新鲜樱桃若吃不完，还可以用来泡酒、做果酱、做罐头或是冷冻储存。

主料：樱桃 80 克，银耳 100 克。
辅料：桂花、冰糖各适量。

银耳炖樱桃

食疗菜例

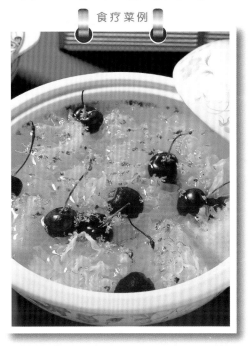

✿ 制作过程

◆ 1. 将银耳浸透，去蒂，洗干净后切碎；樱桃、桂花洗净切好。
◆ 2. 炖盅内放入银耳、樱桃，加入适量的水，用小火炖 1 小时。
◆ 3. 最后放入桂花，调入冰糖调味即成。

食疗分析 桂花中所含的芳香物质，能够稀释痰液，促进呼吸道痰液的排出，具有化痰、止咳、平喘的作用；桂花辛香，具有行气之功，能够缓急止痛、散血消瘀，并促进肠道秽浊物质的排泄、下肠风痢血；桂花还能祛除口中异味，并有杀灭口中细菌的作用，是口臭患者的食疗佳品。

饮食宜忌 桂花适宜口臭、牙痛、慢性支气管炎患者食用；桂花辛温，体质偏热、火热内盛者慎食。

纯樱桃汁

食疗菜例

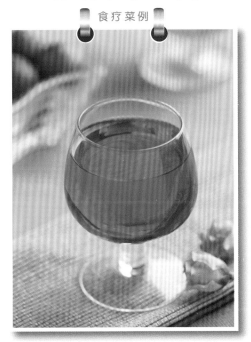

主料：樱桃 250 克。
辅料：冰糖、凉开水、碎冰各适量。

✿ 制作过程

◆ 1. 将樱桃洗净，去蒂，去核，切碎。
◆ 2. 取榨汁机，加入樱桃碎、冰糖、凉开水、碎冰，一起搅拌、榨汁，至均匀即可。

食疗分析 樱桃富含糖、蛋白质、维生素及钙、铁、磷、钾等多种元素，营养丰富，且樱桃性温热，兼具补中益气之功，能祛风除湿，对风湿腰腿疼痛有一定的辅助疗效；常食樱桃能使面部皮肤红润嫩白，去皱消斑。

饮食宜忌 樱桃性温热，热性病及虚热咳嗽者忌食；樱桃核仁含氰甙，水解后产生氢氰酸，做药用时应小心防止中毒；樱桃含钾丰富，肾病患者食用过多易出现高血钾症状。

草莓

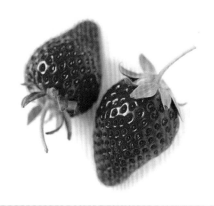

◆ **别名**：大草莓、士多啤梨、红莓、地莓

◆ **食用性质**：味甘、酸，性凉

◆ **食疗成分**：维生素 C、鞣酸

草莓是蔷薇科植物草莓的果实。每年 6～7 月间果实成熟时采摘，鲜用。草莓外观呈浆果状圆体或心形，鲜美红嫩，果肉多汁，酸甜可口，香味浓郁，是水果中难得的色、香、味俱佳者，因此常被人们誉为果中皇后。

营养功效

草莓中维生素 C 的含量相当丰富，同时也含有其他多种维生素，可促进尿酸的排泄，辅助治疗痛风等症，草莓还可以预防坏血病，对防治动脉硬化、冠心病也有较好的疗效。

草莓中所含的胡萝卜素是合成维生素 A 的重要物质，具有明目养肝作用；草莓对胃肠道和贫血均有一定的滋补调理作用；草莓中所含的天冬氨酸，可以自然平和的清除体内的重金属离子。

饮食宜忌

风热咳嗽、咽喉肿痛、声音嘶哑、夏季烦热口干或腹泻如水者适宜食用草莓。

痰湿内盛、肠滑便泻、尿路结石患者不宜多食。

购存技巧

挑选草莓的时候应该尽量挑选色泽鲜亮、有光泽，有细绒毛，结实、手感较硬者；太大的草莓忌买，过于水灵的草莓也不能买。

用盐水清洗后沥干，再放入冰箱冷藏，可以保存得久一些。

食用方法

草莓可生食或制果酒、果酱等。

在吃草莓前，建议将草莓经过长时间浸泡，并在流动的水下冲洗，如此才能够减轻草莓的农药残留。因为一般的农药分为脂溶性与水溶性，水溶性农药直接用清水就可以冲掉，但脂溶性农药则无法溶于水。喷洒于蔬果上的农药，多半是水溶性。

主料：草莓 100 克。

辅料：优酪乳 40 毫升，柠檬 30 克，糖、冰片各适量。

草莓综合果汁

食疗菜例

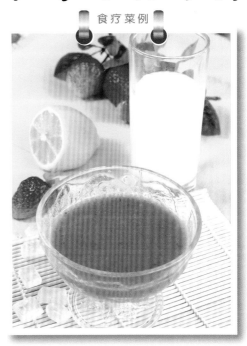

❀ 制作过程

◆ 1. 将草莓洗净，柠檬去皮，一起放入榨汁机中榨成果汁。

◆ 2. 将果汁倒出与优酪乳混合，再注入杯中。

◆ 3. 放入冰片、适量的糖即可。

食疗分析 优酪乳是从鲜奶转化而来的食物，同时含有鲜奶和乳酸菌的营养成分，而且其中的乳糖因在制造过程中已被发酵成乳酸，更易于被铁质吸收；优酪乳最主要的功能就是有助于消化及防止便秘，帮助有益菌抑制坏菌生长，从而改善肠内的菌群比例，促进肠胃的正常蠕动。

饮食宜忌 因优酪乳不可和药物同时服用，故痛风患者在服药期间忌食，以免降低药物的吸收。

草莓奶昔

食疗菜例

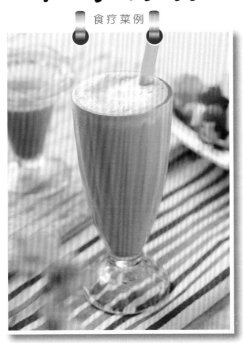

主料：草莓 200 克，鲜奶 90 毫升。

辅料：香草冰淇淋球 50 克，红石榴糖浆 10 毫升，奶粉 20 克。

❀ 制作过程

◆ 1. 将草莓洗净，去除叶沥干。

◆ 2. 取搅拌机，放入草莓、鲜奶、香草冰淇淋、红石榴糖浆、奶粉。

◆ 3. 开机搅拌，分段搅动 3～4 次，至打成冰沙状，倒入杯中即可。

食疗分析 牛奶中含有大量的维生素 B_2，可以促进皮肤的新陈代谢；牛奶中的一些物质对中老年男子有保护作用，喝牛奶的男子身材往往比较苗条，体力充沛，高血压、脑血管的患病率也较低。

饮食宜忌 不要空腹喝牛奶，同时喝牛奶时还应吃些面包、糕点等，以延长牛奶在消化道中的停留时间，使其得到充分消化吸收。

菠萝

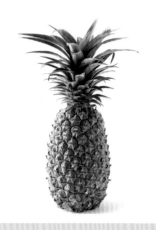

◆ **别名**：番梨、露兜子、凤梨

◆ **食用性质**：味甘、微酸，性平

◆ **食疗成分**：碳水化合物、维生素C、钾

菠萝原产巴西，是热带和亚热带地区的著名水果。菠萝果顶有冠芽，性喜温暖。菠萝果形美观，汁多味甜，有特殊香味，是深受人们喜爱的水果。

营养功效

菠萝富含碳水化合物、维生素C、钾，能够促进尿酸的排泄，对防治痛风合并高血压有一定辅助作用。

菠萝具有健脾解渴、止渴解烦、消肿、祛湿、醒酒益气的功效，可用于消化不良、肠炎腹泻、伤暑、身热烦渴等症，也可用于高血压眩晕症、手足软弱无力症的辅助治疗。

菠萝含有一种叫"菠萝朊酶"的物质，它能分解蛋白质，溶解阻塞于组织中的纤维蛋白和血凝块，改善局部的血液循环，消除炎症和水肿；菠萝中所含糖、盐类和酶有利尿作用，适当食用对肾炎、高血压病患者有益。

饮食宜忌

菠萝特别适宜消化不良、身热烦躁、肾炎、高血压、支气管炎患者食用。

患有溃疡病、肾脏病、凝血功能障碍的人应禁食菠萝，发烧及患有湿疹疥疮的人也不宜多食菠萝。

购存技巧

挑选菠萝时要注意色、香、味三方面：果实青绿、坚硬，没有香气的菠萝不够成熟，色泽已经由黄转褐，果身变软，溢出浓香的便是果实成熟了，捏一捏果实，如果有汁液溢出就说明果实已经变质，不可以再食用。

菠萝可先用盐水浸泡一下，然后覆一层保鲜膜，放冰箱里冷藏即可。

食用方法

菠萝除供生食外，还可制罐头食品等。

由于菠萝中含有刺激作用的甙类物质和菠萝蛋白酶，因此应将果皮和果刺修净，将果肉切成块状，放在淡盐水或糖水中浸泡30分钟，浸出甙类物质，然后用凉水浸洗，去掉咸味再食用。

主料：菠萝 250 克，酥皮 200 克，鲜奶 100 毫升。

辅料：糖 100 克，吉士粉、牛油、奶油各 25 克。

菠萝塔

食疗菜例

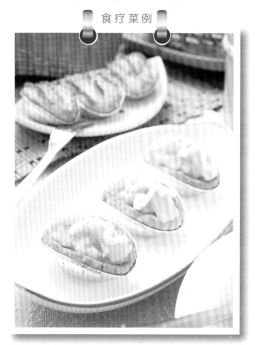

✳ 制作过程

◆ 1. 将酥皮压实，再用工具在酥皮表面上压出圆形，然后放在蛋塔盏内，用手捏成形。

◆ 2. 先将菠萝去皮去心切粒，放锅里炒一下；再放入吉士粉、牛油、鲜奶，最后加入糖，下锅炒熟，打芡，做馅。

◆ 3. 摊开适量的酥皮，将盏捏成扁圆形，用 230℃温度将其烤至表面金黄即可。

◆ 4. 将适量的馅放在已烤的酥皮盏上，抹平，在酥皮盏上面放上菠萝片装饰，挤上奶油即可。

食疗分析 牛油含有多种饱和脂肪酸，如棕榈酸和肉豆蔻酸等，只有少量不饱和脂肪酸，可辅助治疗各种疮疥癣等所致的白斑秃病。

饮食宜忌 一般人都可食用牛油，但是不宜多食，因有诱发旧病老疮等复发之患。

奶油菠萝

食疗菜例

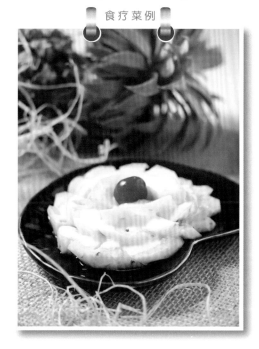

主料：菠萝 250 克。

辅料：鲜奶油 30 克，樱桃、砂糖各适量。

✳ 制作过程

◆ 1. 将菠萝去皮去心，切成片，放入淡盐水中泡浸约 10 分钟，取出整齐地摆在碟中。

◆ 2. 将鲜奶油加砂糖，用抽条抽起，倒在菠萝上面，再把樱桃放在奶油上面即可。

食疗分析 菠萝富含丰富的维生素B，能有效地滋养肌肤，防止皮肤干裂，滋润头发，同时也可以消除身体的紧张感和增强肌体的免疫力。

饮食宜忌 奶油较适合缺乏维生素A的人和儿童食用；冠心病、高血压、糖尿病、动脉硬化患者忌食；孕妇和肥胖者尽量少食或不食。

猕猴桃

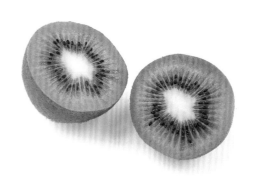

◆ **别名**：藤梨、羊桃、连楚、奇异果

◆ **食用性质**：味甘、酸，性寒

◆ **食疗成分**：膳食纤维、钾、维生素

猕猴桃是猕猴桃科植物猕猴桃的果实，重华猕猴桃栽培种水果的称谓。猕猴桃质地柔软，味道有时被描述为草莓、香蕉、凤梨三者的混合。因猕猴喜食，故名猕猴桃；亦有说法是因为果皮覆毛，貌似猕猴而得名。

营养功效

猕猴桃富含膳食纤维、钾及丰富的维生素 C，能够调节血糖，促进体内废物及尿酸排出体外，对痛风合并糖尿病有辅助治疗的作用。

猕猴桃中有良好的膳食纤维，它不仅能降低胆固醇，促进心脏健康，而且可以帮助消化，防止便秘，快速清除体内堆积的有害代谢物。

猕猴桃中含有的血清促进素具有稳定情绪、镇静心情的作用，另外它所含的天然肌醇，有助于脑部活动，因此能帮助忧郁之人走出情绪低谷。

饮食宜忌

食欲不振、消化不良、情绪低落之人，便秘、冠心病患者，以及航空、高原、矿井作业人群等尤其适合食用猕猴桃。

脾虚便溏、风寒感冒、疟疾、寒湿痢、慢性胃炎、痛经、闭经、小儿腹泻者不宜食用猕猴桃。

购存技巧

选购猕猴桃一定要选头尖尖的，蒂处嫩绿色，整体软硬一致且质地较软，体型饱满、无伤无病的为好。浓绿色果肉、味酸甜的猕猴桃品质最好，维生素含量最高，果肉颜色浅些的略逊。

猕猴桃耐储存，适时采收下的鲜果，在常温下可放一个月都不会腐烂；在低温条件下可保鲜更长的时间。

食用方法

猕猴桃除鲜食外，还可加工成果汁、果酱、果酒、糖水罐头、果干、果脯等，这些产品或黄、或褐、或橙，色泽诱人，风味可口，营养价值不亚于鲜果，因此成为航海、航空、高原和高温工作人员的保健食品。

主料：猕猴桃 150 克，西米 100 克。
辅料：枸杞子、白糖各适量。

❋ 制作过程

◆ 1. 将西米洗净，用水泡发 2 小时至透；猕猴桃去皮切成粒；枸杞子洗净。

◆ 2. 将锅洗干净，注入适量水，烧开，加入西米，煮约 3 分钟。

◆ 3. 再加入猕猴桃、枸杞子，调入适量白糖，用小火煮透即可。

食疗分析 猕猴桃所富含的肌醇及氨基酸，可抑制抑郁症，补充脑力所消耗的营养，猕猴桃高钾低钠的营养比例，可补充熬夜加班所失去的体力。

饮食宜忌 老年人、儿童、体弱多病者、脑力劳动者、加班族适宜食用猕猴桃。

西米猕猴桃糖水

食疗菜例

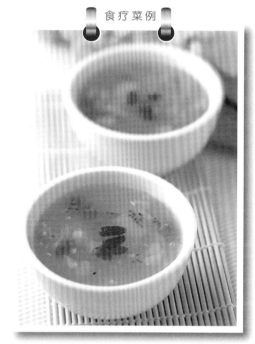

猕猴桃米酪

食疗菜例

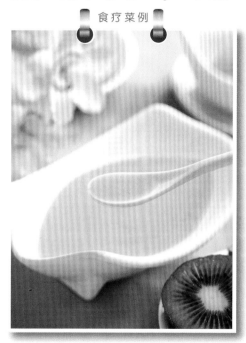

主料：猕猴桃 200 克，大米 150 克。
辅料：冰糖、凉开水各适量。

❋ 制作过程

◆ 1. 将大米洗净，浸泡 3 小时，加水入搅拌机中，搅成米浆；猕猴桃去皮。

◆ 2. 再取榨汁机，放猕猴桃、凉开水、冰糖，一起搅拌，成汁。

◆ 3. 米浆、猕猴桃汁混合，搅拌均匀即可。

食疗分析 米浆营养价值高，主要含有蛋白质、糖类、钙、磷、铁、葡萄糖、果糖、麦芽糖等营养物质，有增强体质，增加机体能量，补充营养，润肤活肤的功效，具有和五脏、通血脉、止烦、止渴的作用。

饮食宜忌 大米是痛风患者可吃的低嘌呤食物，煮大米粥时不能放碱，否则会破坏大米中的维生素，致使营养成分流失，不利于人体对营养成分的摄取。

木瓜

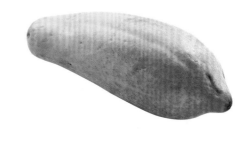

◆ **别名**：乳瓜、木梨、文冠果

◆ **食用性质**：味酸，性温

◆ **食疗成分**：维生素C、碳水化合物、蛋白酶

木瓜为蔷薇科落叶灌木植物贴梗海棠或木瓜的果实。作为水果食用的木瓜实际是番木瓜，果皮光滑美观，果肉厚实细致、香气浓郁、汁水丰多、甜美可口、营养丰富，有"百益之果"、"水果之皇"、"万寿瓜"之雅称，是岭南四大名果之一。

营养功效

木瓜含有丰富的维生素C及碳水化合物，能有效地补充身体的糖分，促进尿酸的排泄，对痛风患者有益。

木瓜中含有大量水分、蛋白质、脂肪、多种维生素及多种人体必需的氨基酸，可有效补充人体的养分，增强机体的抗病能力。

木瓜中含有一种酵素，能消化蛋白质，有利于人体对食物进行消化和吸收，故有健脾消食之功效。

木瓜气香能醒脾和胃，味酸能生津空运舒筋，常用于辅助治疗胃失和降引起的呕吐、疼痛、泄泻等症。

木瓜果肉中含有的番木瓜碱具有缓解痉挛疼痛的作用，对腓肠肌痉挛有明显的治疗作用。

饮食宜忌

木瓜适宜慢性萎缩性胃炎、消化不良、风湿筋骨痛、跌打扭挫伤、肥胖患者以及缺奶的产妇食用。

木瓜不适宜孕妇、过敏体质人士食用。

购存技巧

生木瓜或半生木瓜比较适合煲汤；作为生果食用时应选购比较熟的木瓜。木瓜成熟时，瓜皮呈黄色，味特别清甜。皮呈黑点的，已开始变质，甜度、香味及营养都已遭到破坏。

木瓜常温保存即可，如果已经切开，就用保鲜膜把切的那面包住，放入冰箱冷藏即可。

食用方法

食用木瓜是产于南方的番木瓜，可以生吃，也可作为蔬菜和肉类一起炖煮；治病多采用宣木瓜，也就是北方木瓜，宣木瓜不宜鲜食。

主料：木瓜 300 克。

辅料：银耳、北杏、南杏各 20 克，红枣 10 克，冰糖适量。

银耳炖木瓜

食疗菜例

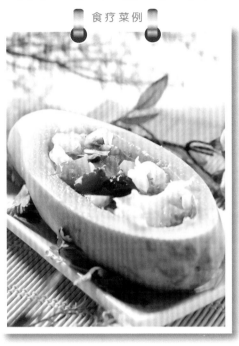

❊ 制作过程

◆ 1. 将银耳用温开水泡开，撕成小朵；木瓜剖开成两半，其中一半去皮、去子，切块，另一半去皮、去子待用；南杏、北杏去皮。

◆ 2. 将银耳、木瓜块、南杏、北杏、红枣一起放入木瓜盅内，然后注入水，加入冰糖。

◆ 3. 将木瓜盅放入蒸笼内，炖约 40 分钟即可。

食疗分析 杏仁含有丰富的黄酮类和多酚类成分，这种成分不但能够降低人体内胆固醇的含量，还能显著降低心脏病和很多慢性病的发病危险；杏仁还有美容功效，能促进皮肤微循环，使皮肤红润光泽。

饮食宜忌 杏仁不可与板栗、猪肉、小米同食。

木瓜芡实糖水

食疗菜例

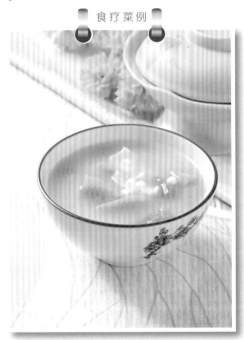

主料：木瓜 300 克。

辅料：糖、椰浆、百合、芡实各适量。

❊ 制作过程

◆ 1. 将木瓜剖开成两半，去皮、去子，切块；百合、芡实洗净。

◆ 2. 将芡实放入锅里猛火烧开，再煮 1 小时，放入木瓜煮软。

◆ 3. 往锅里倒进椰浆、百合，再煮 5 分钟，加入糖调味即可。

食疗分析 百合含有淀粉、蛋白质、多种微量元素及秋水仙碱，具有良好的营养滋补之功，且对秋季气候干燥引起的多种季节性疾病有一定的防治作用。

饮食宜忌 百合具有养心安神、润肺止咳的功效，对病后虚弱的人非常有益，阴虚久咳、痰中带血、咽痛失音、热病后期、余热未清、情志不遂、虚烦惊悸、失眠多梦者适宜服用百合。

柠檬

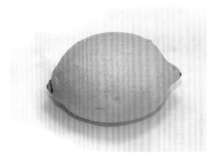

◆ **别名**：柠果、黎檬、洋柠檬、益母果

◆ **食用性质**：味酸、甘，性平

◆ **食疗成分**：维生素 C、钾、钙

柠檬属于芸香科植物，黎檬或者柠檬的果实。因其味极酸，肝虚孕妇最喜食，故称"益母果"或"益母子"。柠檬中含有丰富的柠檬酸，因此被誉为"柠檬酸仓库"。柠檬汁多肉脆，有浓郁的芳香气，可作为上等调味料调制饮料菜肴，以及制作化妆品和药品等。

营养功效

柠檬含有丰富的维生素 C、钾、钙等营养物质，可增强造血功能，预防肾结石，促进尿酸排泄，对防治痛风合并糖尿病、肥胖症有一定的辅助疗效。

柠檬能促进胃中蛋白分解酶的分泌，增加胃肠蠕动；柠檬汁中含有大量柠檬酸盐，能够抑制钙盐结晶，从而阻止肾结石形成，甚至已成之结石也可被溶解掉，所以食用柠檬能防治肾结石，使部分慢性肾结石患者的结石减少、变小直至消失。

柠檬还可以防治心血管疾病，有缓解钙离子促使血液凝固的作用，可预防和辅助治疗高血压和心肌梗死；柠檬酸有收缩、增固毛细血管，降低通透性，提高凝血功能及血小板数量的作用，可缩短凝血时间和出血时间，具有止血作用。

饮食宜忌

消化不良、暑热口干烦躁、维生素 C 缺乏者，胎动不安的孕妇，以及肾结石、高血压、心肌梗死患者适宜食用柠檬。

胃溃疡、胃酸分泌过多、龋齿和糖尿病患者慎食。

购存技巧

优质柠檬个头中等，果形椭圆，两端均突起而稍尖，似橄榄球状，成熟者皮色鲜黄，具有浓郁的香气。

将柠檬与保鲜剂按 4 ：1 的重量比一起装入塑料袋中，封好口存放于低温阴暗处，温度在 0 ～ 12℃最好。

食用方法

柠檬因太酸而不适合鲜食，可以用来配菜、榨汁。

柠檬富有香气，能解除肉类、水产类的腥膻之气，并能使肉质更加细嫩。

主料：柠檬、橙子各 100 克。

辅料：蜂蜜、冰块、带糖凉开水各适量。

柠檬橙子汁

食疗菜例

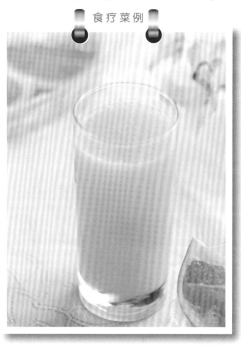

✲ 制作过程

- ◆ 1. 将橙子、柠檬分别去皮，切小块。
- ◆ 2. 取榨汁机，将橙子块、柠檬块、带糖凉开水、蜂蜜放入榨汁机中。
- ◆ 3. 开机打汁，搅拌至均匀即可。

食疗分析 蜂蜜富含钾，能够排除体内的钠盐，维持血液中电解质的平衡，促进尿酸的排泄；蜂蜜还能改善血液的成分，营养心肌，保护心脏和血管功能，降低血压，适合痛风合并高血压患者服用。

饮食宜忌 蜂蜜可用温开水调服，忌高温；蜂蜜不宜存放在金属器皿中，以免增加蜂蜜中重金属的含量。

菠萝柠檬芹

食疗菜例

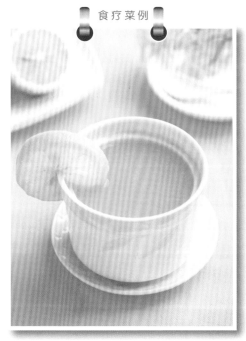

主料：菠萝、西芹、柠檬各 100 克。

辅料：冰块、蜂蜜、带糖凉开水各适量。

✲ 制作过程

- ◆ 1. 将西芹洗净，切成小段，加适量带糖凉开水，放入榨汁机中，开机搅拌打汁。
- ◆ 2. 将菠萝、柠檬分别去皮，切小块。
- ◆ 3. 菠萝块、柠檬块、冰块、蜂蜜一起加入到步骤 1 的西芹汁中，继续开机搅拌成果汁即可。

食疗分析 芹菜含酸性的降压成分，对于原发性、妊娠性及更年期高血压均有一定的疗效；从芹菜子中分离出的一种碱性成分，对人体能起安定作用，有利于安定情绪，消除烦躁。

饮食宜忌 芹菜不要煮得过烂，以免维生素和无机盐流失；蜂蜜不宜与茶水同饮，以免生成沉淀物，对人体的健康不利。

荔枝

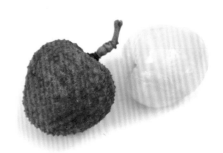

◆ **别名**：丹荔、丽枝、香果

◆ **食用性质**：味甘、酸，性温

◆ **食疗成分**：蛋白质、维生素

　　荔枝为无患子科植物荔枝的果实。每年6～7月间果实成熟时采收，剥去外壳，取肉鲜用或干燥后备用。荔枝呈心脏形或球形，果皮具多数鳞斑状突起，呈鲜红、紫红、青绿或青白色，假果皮新鲜时呈半透明凝脂状，多汁，味甘甜。

营养功效

　　荔枝含有大量的维生素及蛋白质，能够促进尿酸的排出，对痛风症状有一定的疗效，且所含有蛋白质还有助于增强机体免疫功能，提高抗病能力。

　　荔枝所含丰富的糖分具有补充能量，增加营养的作用，还对大脑组织有补养作用，能明显改善失眠、健忘、神疲等症。

　　荔枝肉含丰富的维生素，可促进微细血管的血液循环，防止雀斑的发生，令皮肤更加光滑。

饮食宜忌

　　荔枝尤其适合产妇、老人、体质虚弱者、病后调养者食用；贫血、胃寒和口臭者也很适合。

　　糖尿病人、阴虚火旺者、有上火症状的人忌食荔枝；荔枝含有单宁、甲醇等，多食容易生内热，患有阴虚所致的咽喉干疼、牙龈肿痛、鼻出血等症者忌食。

购存技巧

　　挑选时可以先将荔枝放在手里轻捏，质量好的荔枝手感发紧而且有弹性，如果手感发软或感觉荔枝皮下有空洞，则不要购买；顶尖偏尖的荔枝则肉厚核小，顶尖偏圆的荔枝则一般核比较大；若荔枝外壳的龟裂片平坦、缝合线明显，则较为成熟；若表皮上的龟裂片密集程度比较高，则应舍弃。

　　为了保存荔枝的色香味，可以把荔枝喷上点水装在塑料保鲜袋中放入冰箱保存，将袋中的空气尽量挤出可以降低氧气比例以减慢氧化速度，提高保鲜的效果。

食用方法

　　荔枝可以鲜食，还可以做成荔枝罐头，但其味道和新鲜度差的很远；荔枝还经常被用来做冷饮或甜点。

主料：荔枝、甜玉米各 150 克。

辅料：鲜牛奶 500 毫升，湿马蹄粉 50 克，冰糖、姜、沸水、水淀粉各适量。

甜粟荔枝奶露

食疗菜例

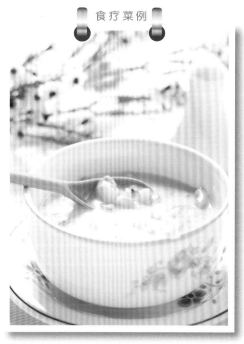

❈ 制作过程

◆ 1. 甜玉米洗净，用水浸透；荔枝剥壳取肉，切为细粒；姜洗净切块。

◆ 2. 将锅洗净，加入沸水、姜块、湿马蹄粉、甜玉米；等甜玉米滚熟再下入冰糖；待冰糖溶化后，去掉姜块，加入鲜牛奶。

◆ 3. 继续煮至牛奶微滚，用水淀粉勾芡，下荔枝粒拌匀即可。

食疗分析 牛奶能为皮肤提供封闭性油脂，形成薄膜以防皮肤水分蒸发，还能暂时提供水分，保证皮肤的光滑润泽。

饮食宜忌 缺铁性贫血、乳糖酸缺乏症、胆囊炎、胰腺炎患者不宜饮用牛奶；脾胃虚寒作泻、痰湿积饮者慎服牛奶。

枸杞子荔枝冻

食疗菜例

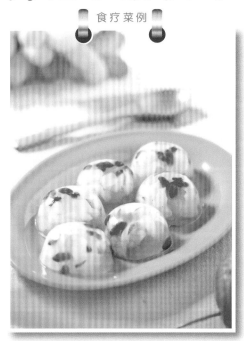

主料：荔枝 300 克。

辅料：枸杞子 15 克，琼脂、水、糖各适量。

❈ 制作过程

◆ 1. 将枸杞子、荔枝分别洗净，用水浸透，将荔枝肉切为粗丁。

◆ 2. 锅内烧滚水，先把枸杞子滚熟；用中火加热，加入琼脂、糖；使之溶解后，加入荔枝；稍凉，分开装入 12 支小酒杯内。

◆ 3. 冷却后放入冰箱冷藏至凝结，取出，用牙签将其从酒杯分离，扣到碟上即可。

食疗分析 琼脂富含矿物质和多种维生素，其中的褐藻酸盐类物质有降压作用，淀粉类硫酸脂有降脂功能，对高血压、高血脂有一定的防治作用，可清肺化痰、清热祛湿、滋阴降火、凉血止血。

饮食宜忌 琼脂尤其适合肥胖、高血压、高血脂人群食用。

哈密瓜

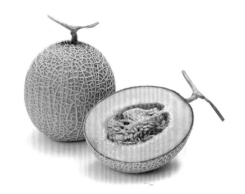

◆ **别名**：甜瓜、甘瓜、库洪

◆ **食用性质**：味甘，性寒

◆ **食疗成分**：维生素C、碳水化合物、钾

哈密瓜属葫芦科植物的果实，是甜瓜的一个变种。哈密瓜有"瓜中之王"的美称，含糖量在15%左右，形态各异，风味独特，有的带奶油味，有的含柠檬香，但都味甘如蜜，奇香袭人，饮誉国内外。在诸多哈密瓜品种中，以"红心脆"、"黄金龙"品质最佳。哈密瓜不仅好吃，而且营养丰富、药用价值高。

营养功效

哈密瓜富含维生素C、碳水化合物及钾，而且嘌呤含量极低，能促进尿酸的排泄，可有效地缓解痛风症状。

哈密瓜中的铁含量丰富，对人体造血机能有显著的促进作用，可以用来作为贫血患者的食疗之品；哈密瓜中还含有大量的维生素，蛋白质等成分，有利于人的心脏和肝脏正常工作以及肠道系统的正常活动，促进内分泌和造血机能健康运转，加强消化过程。

哈密瓜有清凉消暑、除烦热、生津止渴的作用，是夏季解暑的佳品。

哈密瓜等甜瓜类的蒂含苦毒素，具有催吐的作用，能刺激胃壁的黏膜引起呕吐，适量的内服可急救食物中毒，而不会被胃肠吸收，是一种很好的催吐剂。

饮食宜忌

患有脚气病、黄疸、腹胀、便溏、寒性咳喘以及产后、病后的人不宜多食哈密瓜。糖尿病人慎食哈密瓜。

购存技巧

选购哈密瓜的时候，首先看瓜皮上面有没有疤痕，疤痕越老的越甜，瓜的纹路越多，越丑，就越好吃；其次颜色呈现金黄色的为好，手感摸上去不要软软的，太软了就是熟得快烂了；再次瓜瓤为浅绿色的，吃时发脆，如是金黄色的，吃上去发粘，如果是白色的则柔软多汁。

切开的哈密瓜应用保鲜膜将切面覆盖住，再放入冰箱里保存。

食用方法

哈密瓜可鲜食、榨汁、煮汤，亦可加入其他菜中当作火锅中的调味。

主料：哈密瓜 150 克，鸡蛋 100 克。
辅料：圣女果 30 克，糖适量。

❋ 制作过程

◆ 1. 将圣女果去蒂，洗净；鸡蛋煮熟，去壳，去蛋黄，蛋白切块；哈密瓜去皮，去子，切块。
◆ 2. 取瓦煲一个，加入圣女果、蛋白块、哈密瓜块、糖和适量水，用小火煮约 3 小时，盛出即可。

食疗分析 鸡蛋白含有丰富的蛋白质和少量醋酸，食用鸡蛋白，可为人体补充优质蛋白质，且蛋白质可以增强皮肤的润滑作用，醋酸可以保护皮肤的微酸性，以防细菌感染，故鸡蛋白可护肤、美容，有助于延缓衰老。

饮食宜忌 患高热、腹泻、肝炎、肾炎、胆囊炎及胆结石的人应忌食或少食蛋白为好；婴儿不宜吃蛋白。

白玉哈密瓜

食疗菜例

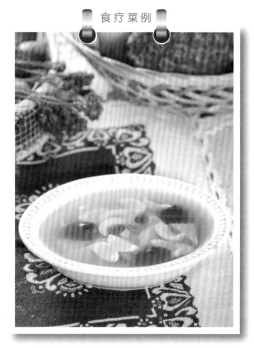

哈密瓜毛豆汁

食疗菜例

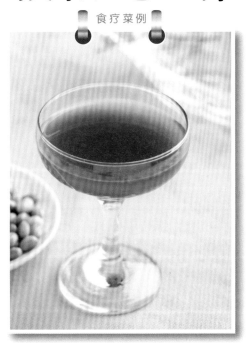

主料：哈密瓜 200 克。
辅料：毛豆、柠檬各 50 克，蜂蜜、冰块各适量。

❋ 制作过程

◆ 1. 将毛豆入沸水中煮熟，取出待凉却，去壳取豆粒。
◆ 2. 将哈密瓜、柠檬分别去皮、去子，切小块，与豆粒、蜂蜜、冰块一起放入果汁机，开机搅拌均匀即可。

食疗分析 毛豆中的脂肪含量明显高于其他种类的蔬菜，但其中以不饱和脂肪酸为主，如人体必需的亚油酸和亚麻酸，它们可以改善脂肪代谢，有助于降低人体中甘油三酯和胆固醇的含量。

饮食宜忌 毛豆中的嘌呤含量居高，痛风患者不宜过多食用；幼儿、尿毒症患者忌食毛豆；对毛豆有过敏体质者也不宜多食。

芒果

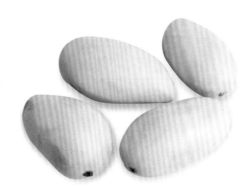

◆ **别名**：庵罗果、檬果、蜜望子、香盖

◆ **食用性质**：味甘、酸，性凉

◆ **食疗成分**：维生素 C、钾

芒果为漆树科植物芒果的果实。原产于热带地区，形状有多种：鸡蛋形、圆形、肾形、心形；皮色有多种：浅绿色、黄色、深红色；果肉为黄色，含膳食纤维，味道酸甜不一，有香气，汁水多而果核大。芒果集热带水果精华于一身，被誉为"热带水果之王"。

营养功效

芒果含有丰富的维生素 C 及钾，能够降低血脂，提高身体免疫力，促进尿酸的排泄，对痛风合并高血压有防治作用。

芒果有益胃止呕、解渴利尿的功效，对口渴咽干、食欲不振、消化不良、晕眩呕吐、咽痛音哑、咳嗽痰多、气喘等病症有一定的疗效。

芒果中所含的芒果甙有祛疾止咳的功效，对咳嗽痰多气喘等症有辅助治疗作用；芒果中含有大量的纤维，可以促进排便，对于防治便秘具有一定的好处；芒果的糖类及维生素含量非常丰富，尤其维生素 A 含量在各类水果中居前位，具有明目的作用。

饮食宜忌

食用芒果具有清肠胃的功效，对于晕车、晕船有一定的止吐作用，晕车、晕船者适宜食用。

皮肤病、肿瘤、糖尿病患者忌食芒果；

普通人每天吃芒果最好不要超过 200 克，因为芒果是富含蛋白的水果，多吃易饱，同时，芒果热量高，多食容易导致上火。

购存技巧

选购芒果时，可以就其软硬程度作为判断标准，即果熟度在八九成以上的，通常以近蒂头处感觉硬实、富有弹性者为佳，过硬或过软者都不应选择。

未成熟的芒果可以放在米缸中催熟，已经成熟的芒果，可放在保鲜盒中，放置于冰箱内存储。

食用方法

芒果除主要作鲜果直接食用外，熟果和未熟果也可加工成糖酱果片罐头、果酱、果汁、饮料、蜜饯、脱水芒果片、话芒、盐渍或酸辣芒果等，过熟的芒果也可以发酵制取酒精或醋酸。

主料：香芒果 200 克，鲜果汁 100 毫升。

辅料：枸杞子、白糖、淀粉各适量。

❋ 制作过程

◆ 1. 将香芒果去皮，去核，切成粒；枸杞子洗净。

◆ 2. 锅内烧少许水，加入鲜果汁、香芒果粒、枸杞子、白糖；再用小火煮透，倒入淀粉，推匀即可。

食疗分析 枸杞子含有丰富的胡萝卜素、维生素A、维生素B₁、维生素B₂、维生素C和钙、铁等眼睛保健的必需营养，有明目的作用，所以俗称"明眼子"，可辅助治疗眼疾类症状。

饮食宜忌 枸杞子适宜肝肾阴虚、高血压、高血脂、动脉硬化、慢性肝炎、脂肪肝等患者食用；用眼过度者、老人更加适宜食用枸杞子；但不适宜外感实热、脾虚泄泻者食用。

果汁香芒露

食疗菜例

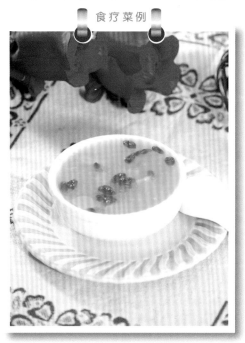

奶香酿芒果

食疗菜例

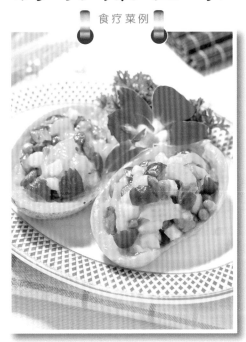

主料：芒果 100 克，鲜奶 50 毫升。

辅料：红枣、枸杞子、马蹄、荷兰豆粒、盐、糖、水淀粉各适量。

❋ 制作过程

◆ 1. 将芒果切成两半，去核，肉切粒，壳留用；马蹄切粒。

◆ 2. 锅内加水煮沸，投入芒果壳烫片刻，捞起抹干水分。

◆ 3. 在碗内加入芒果肉粒、荷兰豆粒、红枣、枸杞子、马蹄粒、鲜奶、盐、糖、适量水淀粉，拌匀成馅，酿入芒果壳内，入蒸柜蒸 4 分钟即可。

食疗分析 荷兰豆含有丰富的维生素、碳水化合物、蛋白质，能促进胃肠蠕动、防止便秘，有益脾和胃、生津止渴、清肠利尿的功效。

饮食宜忌 尿路结石、皮肤病、肾功能不全、慢性胰腺炎患者不宜食用荷兰豆；消化不良、脾胃虚弱者慎食。

梨

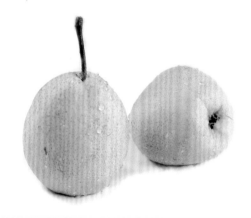

◆ **别名：** 快果、果宗、雪梨、青梨

◆ **食用性质：** 味甘、微酸，性凉

◆ **食疗成分：** 纤维素、钾、果胶

梨为蔷薇科植物梨树的果实，主要品种有秋子梨、白梨、沙梨、洋梨四种。秋子梨果实圆形或扁圆形；白梨果实为倒卵形；沙梨果实近圆形，果皮绿色或褐色；洋梨果实瓢形或圆形，熟后果肉脆嫩多汁，石细胞少，香味浓。梨因其鲜嫩多汁，酸甜适口，所以又有"天然矿泉水"之称。

营养功效

梨富含水分、纤维素、果胶及钾，可润肠、促进消化，有利于体内废物及尿酸排出体外，对防治痛风、风湿病和关节炎有一定的辅助疗效。

梨有较多糖类物质和多种维生素，易被人体吸收，可增进食欲，对肝脏具有保护作用。

梨中的果胶含量很高，有助于消化、通利大便；梨中含有丰富的 B 族维生素，能保护心脏、减轻疲劳、增强心肌活力、降低血压。

饮食宜忌

咳嗽痰稠或无痰、咽喉发痒干疼者，慢性支气管炎、肺结核、高血压、心脏病、肝炎、肝硬化患者，以及饮酒后或宿醉未醒者尤其适宜食用梨。

慢性肠炎、胃寒病、糖尿病患者忌食生梨。

购存技巧

挑选梨，首先是要辨别梨的种类，梨分为两种：雄梨和雌梨，雄梨肉质粗糙，水分少，甜度也较差；雌梨肉质细腻，水分多，吃起来口感甜脆，所以我们应该尽量购买雌梨。从外形上区别：雄梨花脐部有两次凹凸形，外表没有锈斑；雌梨花脐部只有一个很深的带有锈斑的凹形坑。要挑选花脐部凹坑深，大小适中，果皮光洁，果肉软硬适中并且果皮无虫眼和损伤，闻起来有果香的梨。

梨适合冷藏，应置于冰箱内保存。

食用方法

梨除生食外，还可煮食，亦可加工制作成梨干、梨脯、梨膏、梨汁、梨罐头等，也可用来酿酒、制醋。

主料：雪梨 200 克。

辅料：贝母 10 克，冰糖适量。

贝母雪梨水

食疗菜例

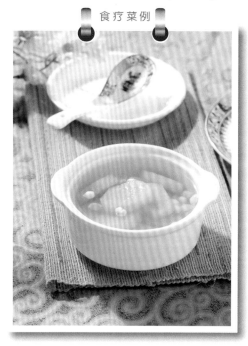

❋ 制作过程

◆ 1. 把雪梨去皮，清洗干净后切块；贝母拍开。

◆ 2. 将雪梨、贝母、冰糖放入炖盅内。

◆ 3. 往炖盅里加入适量沸水，用中火炖 2 小时即可。

食疗分析 梨所含的配糖体及鞣酸等成分，能祛痰止咳，对咽喉有养护作用，能起到保养嗓子的效果；梨性凉并能清热镇静，常食能使血压恢复正常，在一定程度上可改善头晕目眩等症状。

饮食宜忌 梨性寒凉，一次不要吃得过多；脾胃虚弱的人不宜吃生梨，可把梨切块煮水食用；吃梨时喝热水、食油腻食品会导致腹泻；脾胃虚寒、寒痰、湿痰等病症患者不宜食用贝母。

雪梨菊花水

食疗菜例

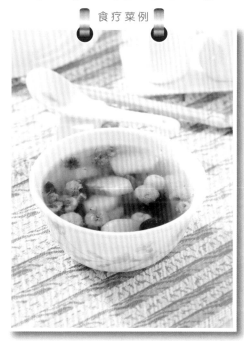

主料：雪梨 200 克。

辅料：莲子、冰糖、红枣、枸杞子、菊花各适量。

❋ 制作过程

◆ 1. 将莲子、枸杞子、红枣放冷水里泡发半小时以上；雪梨去皮洗净后切块。

◆ 2. 将雪梨块、莲子、红枣、枸杞子放入沙锅，大火煮开，再转小火 40 分钟。

◆ 3. 往沙锅里加入冰糖、菊花继续煮 10 分钟即可。

食疗分析 枸杞子有提高机体免疫力的作用，具有补气强精、滋补肝肾、抗衰老、止消渴、暖身体的功效。

饮食宜忌 枸杞子一年四季皆可服用，冬季宜煮粥，夏季宜泡茶；有酒味的枸杞子已经变质，不可食用；枸杞子一般不宜和过多茶性温热的补品如桂圆、红参等共同食用。

红 枣

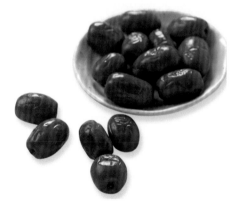

◆**别名**：枣、美枣、良枣

◆**食用性质**：味甘，性平

◆**食疗成分**：维生素C、碳水化合物、钾

红枣为鼠李科落叶灌木或小乔木植物枣树的成熟果实，长圆形，未成熟时为黄色，成熟后为褐红色。红枣自古以来就被列为"五果"(桃、李、梅、杏、枣)之一，有"天然维生素丸"的美誉。

营养功效

红枣富含维生素C、碳水化合物和钾，而且嘌呤含量很低，可降低血脂，预防动脉硬化，有助于尿酸盐的溶解，可促进尿酸排出体外，对防治痛风合并高血压有较好的作用。

红枣中富含钙和铁，对防治骨质疏松、产后贫血有重要作用。中老年人更年期经常会出现骨质疏松，正在生长发育高峰的青少年和女性容易发生贫血，红枣对他们会有十分理想的食疗作用。

购存技巧

好的红枣皮色紫红，颗粒大而均匀、果形短壮圆整，皱纹少，痕迹浅，皮薄核小，肉质厚而细实，如果皱纹多，痕迹深，果形凹瘪，则是肉质差和未成熟的鲜枣制成的干品。

把红枣中混杂的干瘪枣和杂质挑出后，放入滚开的水中氽一遍，然后迅速捞出红枣，沥干水后放在日光下晒干，可以杀灭红枣表面的细菌。之后，存放在干燥隔潮的密封容器内，便能避免红枣生虫或变质。

饮食宜忌

中老年人、青少年、女性尤宜食用红枣。

有宿疾者、便秘患者应慎食红枣，脾胃虚寒者不宜多食，牙病患者不宜食用。

过多食用红枣会引起胃酸过多和腹胀。

食用方法

红枣可生吃，也可用于炖汤等。

红枣生吃时，枣皮容易滞留在肠道中而不易排出，因此吃枣时应吐枣皮；枣皮中含有丰富的营养成分，炖汤时应连皮一起烹调。

主料：芹菜、红枣各 100 克。

辅料：盐适量。

❋ 制作过程

- ◆ 1. 将芹菜洗净，切段；红枣洗净。
- ◆ 2. 将芹菜段、红枣放入锅中，往锅内加水适量，煮沸约 15 分钟，加入盐调味即可。

食疗分析 芹菜的叶、茎含有挥发性物质，别具芳香，能增强人的食欲；芹菜汁还有降血糖的作用，经常吃些芹菜，可以中和尿酸及体内的酸性物质，对预防痛风有较好效果。

饮食宜忌 芹菜叶的营养成分也很高，降压效果好，而且滋味可口，不宜全部丢弃；用于辅助治疗高血压病、眩晕头痛、面红目赤、血淋、痛肿等症，可用鲜芹菜 500 克，捣取汁，开水冲服，每日 1 剂。

芹菜红枣汤

食疗菜例

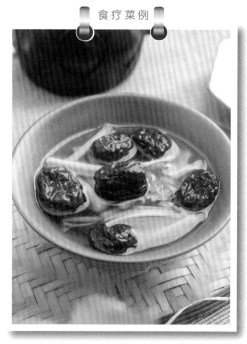

红薯红枣糖水

食疗菜例

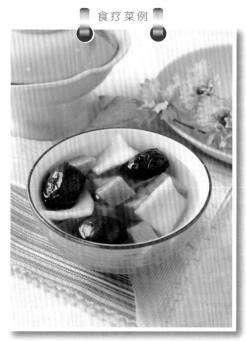

主料：红薯 200 克，红枣 150 克。

辅料：山药片 20 克，姜片、冰糖各适量。

❋ 制作过程

- ◆ 1. 将红枣去核，温水浸泡 10 分钟；山药片洗净，用水浸泡 10 分钟；红薯去皮、洗净，滚刀切成块待用。
- ◆ 2. 红薯块、红枣、山药片、姜片同时放入煲内，再往煲内注入适量水，煮沸后改用小火煲 20 分钟，加入冰糖煮化即可。

食疗分析 红薯营养十分丰富，含有大量的糖、蛋白质、脂肪和各种维生素及矿物质，能有效地为人体所吸收，还能防治营养不良症，且能补中益气，对中焦脾胃亏虚、小儿疳积等病症有一定的疗效。

饮食宜忌 烂红薯 (带有黑斑的红薯) 和发芽的红薯可使人中毒，不可食用；食用凉的红薯易致胃腹不适。

107

椰子

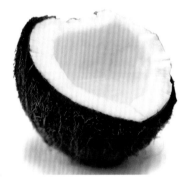

◆ **别名**：胥椰、胥余、越王头、椰糅

◆ **食用性质**：味甘、性平

◆ **食疗成分**：碳水化合物、膳食纤维、镁、钾

椰子是棕榈科植物椰树的果实。椰子形似西瓜，外果皮较薄，呈暗褐绿色；中果皮为厚纤维层；内层果皮呈角质。果内有贮存椰浆的大空腔，成熟时，其内贮有椰汁，清如水、甜如蜜，晶莹透亮，是极好的清凉解渴之品。

营养功效

椰子含有丰富的碳水化合物、膳食纤维、镁和钾，可改善人体水、电解质紊乱，促进尿酸排泄，对缓解痛风症状有一定作用。

椰子含有 B 族维生素、维生素 C 及微量元素等，能够有效地补充人体的营养成分，提高机体的抗病能力。

椰肉及椰汁均有杀灭肠道寄生虫的作用，饮其汁或食其肉均可驱除姜片虫和绦虫，用之于临床，不仅疗效可靠，且无毒副作用，是理想的杀虫消疳食品。

椰汁含糖类、脂肪、蛋白质、生长激素、维生素和大量人体必需的微量元素，经常饮用，能补充细胞内液，扩充血容量，滋润皮肤，具有驻颜美容作用。

饮食宜忌

体内热盛的人不宜常吃椰子；病毒性肝炎、脂肪肝、支气管哮喘、高血压、脑血管、胰腺炎、糖尿病等患者及大便清泄者忌食椰子。

购存技巧

购买椰子应挑选皮色为黑褐色，外形饱满，呈圆形，手感沉重，摇动能听到椰汁咣当声响的为好，如皮色为黑灰色、形状为三角形或梭子形，摇动时不咣当响的品质就差。

椰子存放在阴凉干燥的地方可保存几个月之久，但存放越久口感越差，建议尽早食用。

食用方法

椰汁可直接饮用，倒出的椰汁应尽快喝完，否则影响口味；椰肉既可直接食用，也可做成菜肴、蜜饯、椰丝、椰蓉食用。

主料：椰汁 250 毫升，马蹄粉 150 克，鲜奶 100 毫升。

辅料：淀粉 50 克，西米 25 克，糖、食用油各适量。

西米椰汁糕

食疗菜例

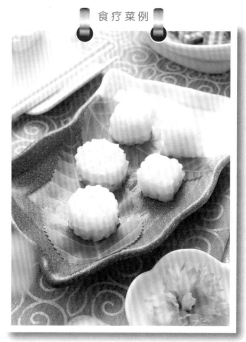

❈ 制作过程

◆ 1. 将西米用水发好，备用；加水把马蹄粉、淀粉开成粉浆。

◆ 2. 将糖加水煮溶，加入椰汁、鲜奶，煮沸后冲入粉浆搅匀，放入发好的西米拌匀。

◆ 3. 将浆液倒入扫过食用油的平盘内，放入蒸炉大火蒸馏 20~30 分钟即可。

食疗分析 牛奶营养丰富，牛奶中的钾可使动脉血管在高压时保持稳定，减少中风风险；牛奶中的酪氨酸能促进血清素大量增长；牛奶中的铁、铜和卵磷脂能大大提高大脑的工作效率。

饮食宜忌 缺铁性贫血、乳糖酸缺乏症、胆囊炎、胰腺炎患者不宜饮用牛奶；脾胃虚寒作泻、痰湿积饮者慎服牛奶。

椰汁杏仁露

食疗菜例

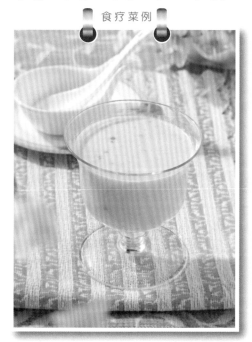

主料：椰汁 150 毫升，纯牛奶 100 毫升，花生仁 100 克。

辅料：杏仁 50 克，糖适量。

❈ 制作过程

◆ 1. 将花生仁与杏仁放入锅内干炒到表面变色。

◆ 2. 将炒好的花生仁、杏仁连同 1/3 的牛奶倒入搅拌机中拌匀。

◆ 3. 剩下的牛奶连同椰汁、搅拌好的花生仁汁用小火炖煮，加糖调味即可。

食疗分析 花生中含有一种生物活性物质白藜芦醇，可以防治肿瘤类疾病，同时也是降低血小板聚集，预防和治疗动脉粥样硬化、心脑血管疾病的化学预防剂。

饮食宜忌 花生霉变后含有大量致癌物质黄曲霉素，所以霉变的花生千万不要吃；花生炒熟或油炸后，性质热燥，不宜多食。

桃

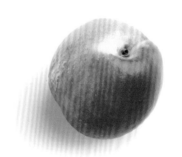

◆ **别名**：桃实、桃子

◆ **食用性质**：味甘、酸，性温

◆ **食疗成分**：果胶、维生素、钾、钙

桃为一种蔷薇科、桃属植物的果实。人们总是把桃作为福寿祥瑞的象征，在民间素有"寿桃"和"仙桃"的美称。在果品资源中，桃以其果形美观，肉质甜美被称为"天下第一果"。

营养功效

桃富含果胶、多种维生素及钾、钙等，属于高钾低钠水果，能够防止尿酸沉积，促进尿酸排出体外，对防治痛风有一定辅助作用。

桃有补益气血、养阴生津的作用，可用于大病之后、气血亏虚、面黄肌瘦、心悸气短者。

桃仁有活血化淤、润肠通便的作用，可用于闭经、跌打损伤等的辅助治疗；桃仁提取物有抗凝血作用，并能抑制咳嗽中枢而止咳，同时能使血压下降，可用于高血压病人的辅助治疗。

购存技巧

挑选桃时，可用手摸，表面毛茸茸、有刺痛感的是没有被浇过水的，以稍用力按压时硬度适中不出水的为宜，太软则容易烂。颜色红的桃不一定甜，桃核与果肉分离的不要买，核与肉粘在一起的，果肉才比较甜。

桃如果过度冷藏会有损美味，所以冷藏于冰箱 1～2 小时即可。如果需要长时间冷藏，要先用纸将桃一个个包好，再放入箱子中，避免桃直接与冷气接触。桃如果过熟，甜味并不会增加，只会让果肉更软更烂，所以最好在买来 3 天之内吃完。

饮食宜忌

桃尤其适合老年体虚、肠燥便秘、身体瘦弱、阳虚肾亏者食用。

内热偏盛、易生疮疖、糖尿病患者不宜多吃桃，婴儿、糖尿病患者、孕妇忌食。

食用方法

桃可鲜食，制作脯食，或煎汁等。

桃食用前要将桃毛洗净，以免刺入皮肤，引起皮疹；或吸入呼吸道，引起咳嗽、咽喉刺痒等症。

主料：桃 150 克，柿子 100 克。
辅料：碎冰、带糖凉开水各适量。

桃柿子汁
食疗菜例

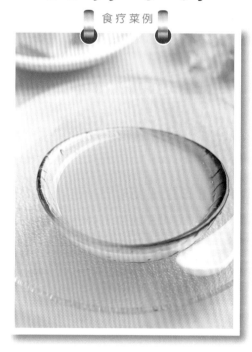

❋ 制作过程

◆ 1. 将桃、柿子分别洗净，去核，切小块。
◆ 2. 取榨汁机，放入桃块、柿子块、带糖凉开水、碎冰。
◆ 3. 开机搅拌至均匀即可。

食疗分析 柿子含有大量的维生素和碘，能治疗缺碘引起的地方性甲状腺肿大；柿子中的有机酸等有助于胃肠消化，增进食欲，同时有涩肠止血的功效；柿子有助于降低血压，软化血管，增加冠状动脉流量，并且能活血消炎，改善心血管功能。

饮食宜忌 柿子适宜大便干结者，高血压、甲状腺疾病患者以及长期饮酒者食用；糖尿病、脾胃泄泻患者以及便溏、体弱多病、产后、外感风寒者忌食。

水晶黄桃批
食疗菜例

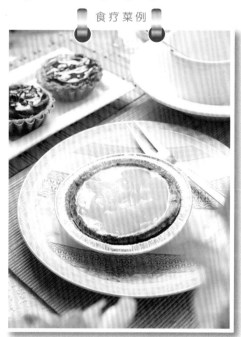

主料：黄桃、酥皮各 200 克，鲜奶油 100 克。
辅料：牛油酥皮面团、糖各适量。

❋ 制作过程

◆ 1. 将酥皮压实，再在酥皮面上用工具压出圆形，然后放在蛋挞盏内，用手捏成形。
◆ 2. 将适量牛油酥皮面团捏成盏，用 230℃的温度将其烤至定型，约 8 分钟。
◆ 3. 将打起的鲜奶油挤入，放上黄桃肉，然后再挤一层鲜奶油，再盖一层黄桃肉即可。

食疗分析 黄桃含丰富的维生素 C 和大量人体所需要的纤维素、胡萝卜素、番茄黄素、红素及多种微量元素，常吃可起到通便、降血糖血脂、抗自由基、祛除黑斑、延缓衰老、提高免疫力等作用，也能促进食欲。

饮食宜忌 奶油可以补充维生素 A，较适合缺乏维生素 A 的成年人和儿童食用。

苹果

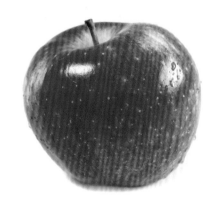

◆ **别名**：滔婆、柰子、平波、超丸子

◆ **食用性质**：味甘、酸，性凉

◆ **食疗成分**：维生素、粗纤维

　　苹果为蔷薇科植物苹果的果实。苹果的形态略呈圆形，果皮的颜色多为青色、黄色、红色。苹果酸甜可口，营养丰富，是老幼皆宜的水果之一。苹果的营养价值和医疗价值都很高，被称为"大夫第一药"。

营养功效

　　苹果属于碱性水果，含有多种维生素，食用后能够迅速中和体内的酸性物质，使结晶的尿酸溶解，变为碱性尿液排出体外，对缓解痛风症状非常有益。

　　苹果中富含粗纤维，可促进肠胃蠕动，协助人体顺利排出废物，减少有害物质对皮肤的危害，具有开胃、止泻、生津、润肺、除烦解暑、醒酒的功效；对消化不良、轻度腹泻、便秘、中气不足、气壅不通、烦热口渴、饮酒过度、高血压等症状均有一定的疗效。

饮食宜忌

　　慢性胃炎、消化不良、气滞不通、便秘、慢性腹泻、神经性结肠炎、高血压、高血脂、肥胖患者以及贫血和维生素缺乏者尤其适宜食用苹果；准妈妈每天吃个苹果可以减轻孕期反应。

　　肾炎和糖尿病患者不宜多食苹果；苹果忌与水产类食品同食，否则会导致便秘。

购存技巧

　　新鲜苹果结实、松脆、色泽美观，购买的时候可以用手轻轻敲打，如声音不脆，表示不新鲜；成熟苹果有一定的香味、质地紧密、易于储存；未成熟的苹果颜色不好，底部泛出青色，也没有香味，储藏后可能外形皱缩；过熟的苹果在表面轻轻加点压力就很易凹陷。

　　苹果放在阴凉处可以保鲜 7 ～ 10 天，如果装入塑料袋放进冰箱里，能够保存更长时间。如果有剩余的苹果，可以做成蜜饯或果酱之类的食品，再放入冰箱保存更加方便。

食用方法

　　苹果可生食，亦可榨汁，做果酱等。将削掉皮的苹果浸于凉开水里，可防止苹果氧化，使苹果清脆香甜。

主料：苹果 200 克，糯米皮 100 克。

辅料：苹果色香油、鲜奶油各适量。

象形苹果球

食疗菜例

❋制作过程

◆ 1. 将苹果去皮去核，切粒待用。

◆ 2. 在糯米皮中加入苹果色香油拌匀，再分成约 30 克一份。

◆ 3. 在糯米皮中包入苹果粒和鲜奶油，搓成苹果形，放入 150℃油锅中炸至浅红色即可。

食疗分析 苹果中的胶质和微量元素铬能保持血糖的稳定，还能有效地降低胆固醇；在空气污染的环境中，多吃苹果可改善呼吸系统和肺功能，保护肺部免受污染和烟尘的影响；苹果中含的多酚及黄酮类天然化学抗氧化物质，可以预防铅中毒。

饮食宜忌 苹果不可与胡萝卜同食，否则易产生诱发甲状腺肿的物质。

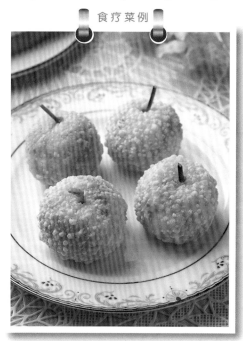

什锦酿苹果

食疗菜例

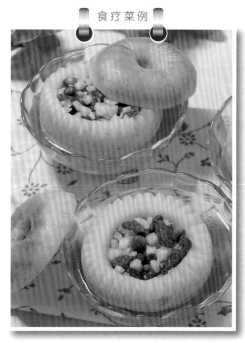

主料：红苹果 250 克。

辅料：青豆粒、枸杞子各 20 克，马蹄、盐、糖、水淀粉各适量。

❋制作过程

◆ 1. 将红苹果切去 1/4，用小刀挖空，用盐水泡上；枸杞子泡透；马蹄去皮，切粒。

◆ 2. 将青豆粒、枸杞子、马蹄粒放入碗中，调入盐、糖、水淀粉拌匀，酿入苹果内。

◆ 3. 蒸笼烧开水，摆入酿好的苹果，用旺火蒸8 分钟即可。

食疗分析 苹果中富含粗纤维，可促进肠胃蠕动，协助人体顺利排出废物，减少有害物质对皮肤的危害。

饮食宜忌 饭前不要吃苹果，以免影响正常的进食及消化；吃苹果时要细嚼慢咽，这样不仅有利于消化，而且对减少人体的疾病大有好处。

主料：苹果 200 克，牛奶 250 毫升。
辅料：香瓜 50 克，糖适量。

苹果牛奶汁

食疗菜例

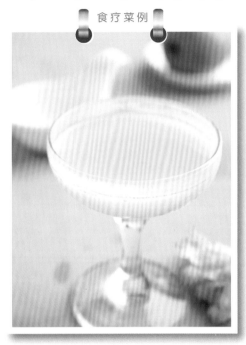

❋ 制作过程

◆ 1. 将苹果、香瓜分别削皮，切块。
◆ 2. 把苹果块、香瓜块放入榨汁机中，开机搅拌榨汁。
◆ 3. 往汁水中加入牛奶、糖，搅拌均匀即可。

食疗分析 香瓜含大量碳水化合物及柠檬酸等，且水分充沛，可消暑清热、生津解渴、除烦；香瓜中的转化酶可将不溶性蛋白质转变成可溶性蛋白质，能帮助肾脏病人吸收营养；甜瓜蒂中的葫芦素 B 能保护肝脏，减轻慢性肝损伤。

饮食宜忌 夏季烦热口渴者、口鼻生疮者、中暑者尤其适宜食用香瓜；出血及体虚者、脾胃虚寒者、腹胀便溏者忌食香瓜；香瓜不宜与田螺、螃蟹、油饼等共同食用。

苹果黄瓜色拉

食疗菜例

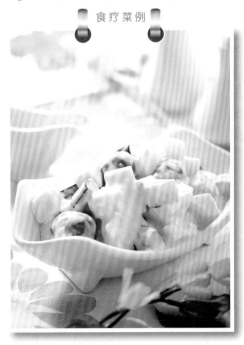

主料：苹果 150 克，土豆、黄瓜各 100 克。
辅料：圣女果 50 克，糖粉、盐、沙拉酱、炼奶各适量。

❋ 制作过程

◆ 1. 将苹果洗净去皮切块，入盐水中浸泡片刻；黄瓜洗净切小块，加少许盐腌制片刻；土豆洗净，入开水煮软，去皮切丁；圣女果洗净切丁。
◆ 2. 将沙拉酱、炼奶充分搅拌均匀，加入黄瓜丁、土豆丁和苹果丁、圣女果丁混合，装盘即可。

食疗分析 土豆营养丰富，含有丰富的维生素及钙、钾等微量元素，且易于消化吸收；土豆所含的钾能取代体内的钠，同时能将钠排出体外，有利于高血压和肾炎水肿患者的康复。

饮食宜忌 切好的土豆片或土豆丝不要在水里长时间浸泡，以免损失营养成分。

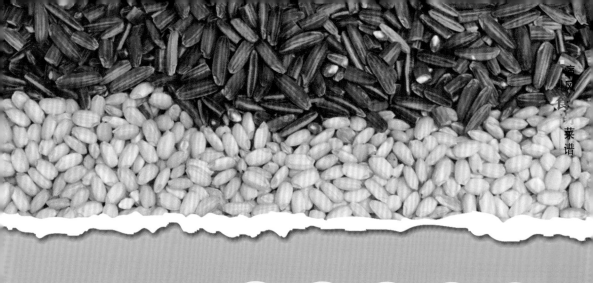

五谷杂粮类

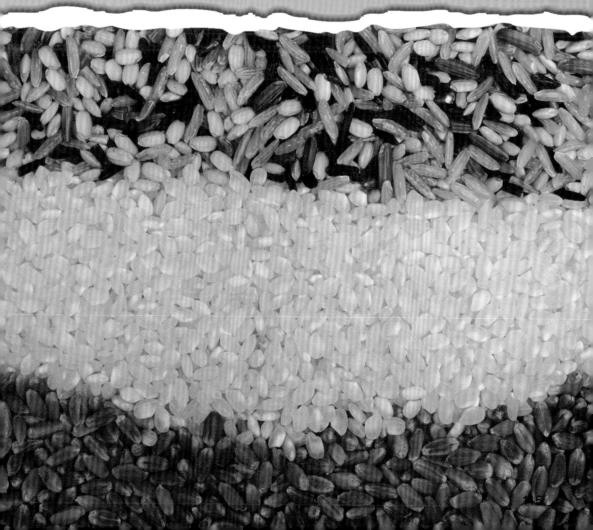

痛风患者食用五谷杂粮须知

五谷杂粮对缓解痛风有什么益处

五谷杂粮对痛风患者来说非常重要。因为五谷杂粮中的营养物质能够给痛风患者增加抗病能力，对缓解病情非常有利。大部分谷类食物，如大米、小米、玉米、小麦和荞麦等，嘌呤含量相对较低，而且富含糖、蛋白质、膳食纤维、矿物质及多种维生素，非常适合痛风患者食用。

比如蛋白质，有维持痛风患者体内酸碱平衡和水分正常代谢、增强免疫力等作用。糖类，是痛风患者摄取热能的重要来源（要求痛风患者从主食摄取的糖类应占总热量的50%～60%），可为身体提供葡萄糖。膳食纤维可加速肠道蠕动，能使痛风患者体内的毒素尽快排出。矿物质，如钾、钙、镁、磷等，有助于调整和弱化痛风患者的酸性体征。还有维生素，如维生素E，有抗体内酸化的作用，能够使尿酸转化成尿素，有利于病情的缓解。

但是，并非这些粮食经过加工后都适合痛风患者食用。对痛风患者来说，主食应以细粮为主，可以吃精致大米和用白面（富强粉）做成的高级白面包、饼干、馒头、挂面等，因为这些细粮在经过多道加工程序后，嘌呤含量已经很少，可以放心食用。而粗加工的米、面因为加工程序相对少一些，所以嘌呤含量较多，不适合痛风患者食用。在五谷里面，大米、小麦属于细粮；玉米、荞麦、燕麦、小米等属于粗杂粮，这些粗杂粮在痛风患者的食谱里也应该有，因为它们富含多种对痛风患者有益的营养成分，但应适量食用。

豆类及其制品从整体上说，所含嘌呤相对较高，但有的豆类对病情有一定缓解作用，痛风患者还是可以限量食用的，如绿豆、赤小豆、蚕豆、黑豆等均有清热利尿、解毒消肿等功效，所含较高的优质蛋白、氨基酸，接近人体的需要，其钙、铁含量也较高，营养丰富，易于消化，特别是豆类富含钾和维生素E，可抗体内酸化，促进尿酸的排泄。

五谷杂粮吃多少好

中国人的饮食结构模式是以主食为主，副食为辅，这同样适合痛风患者。这种以植物性食物为主，动物性食物为辅的饮食结构不但有利于营养吸收，而且有益于健康。

痛风患者每天应该吃多少五谷杂粮，要根据每个人的具体情况来掌握，一般来说，痛风患者进食五谷杂粮的量应占每天进食总热量的50%～60%，也就是说每天可进食200～300克米、面类主食，而且还要灵活掌握。当尿酸偏高时，主食量要适当减少；当劳动强度增大时，进食五谷杂粮的量可比往常增加50～100克。

五谷杂粮应该什么时候吃

一般来说，五谷杂粮应该每餐都吃。科学证明每日少食多餐，比一日三餐更有利。在每餐所摄入的食物中五谷杂粮应占一定的比例，因为五谷杂粮中所含的糖类可促进尿酸的排出，同时还可增加饱腹感，从而减少每日的热能摄入总量，对缓解和控制病情有诸多益处。

五谷杂粮饮食宜忌

痛风可能会引发肾机能障碍、缺血性心脏病、肥胖症、高血脂症、糖尿病、高血压等并发症，患有并发症的患者更加需要注意饮食问题。

五谷杂粮食疗功效

1. 降压降脂吃荞麦面条

最适合食用荞麦的就是老年人，偶尔吃一吃荞麦面条，老年人可以用它来减血脂、降血压。荞麦面条虽然好吃，但是并不适合当作早餐和晚餐吃，容易让胃部受损，或者不容易消化，每次不应食用过多，适量原则最好。

2. 薏米煲汤最滋补

薏米像米更像仁，所以也有很多地方叫它薏仁。现在更多的人喜欢吃薏米，是因为薏米独特的生长环境让它公害更少。薏米能强筋骨、健脾胃、消水肿、去风湿、清肺热等作用。薏米对女性来说是非常好的滋补品，大量的维生素 B_1 能够让皮肤光滑美白，还能起到抗子宫癌的作用。

3. 燕麦八宝饭好瘦身

燕麦通常被人们用来泡在牛奶中食用，其实偶尔用燕麦做一做八宝饭，更能起到美容养颜、延缓衰老的作用，燕麦中含有多种酶，不但能抑制老年斑的形成，而且能延缓人体细胞的衰老，是中老年心脑血管疾病患者的最佳保健食品。

五谷杂粮不适宜哪些人群食用

五谷杂粮虽然好处多，但是以下五类人则不适宜食用或者严格控制某些类别食物的进食量。

1. 肾脏病人

肾脏病人反而需要吃精致白米。因为五谷杂粮的蛋白质、钾、磷含量偏高，当成主食容易吃多，病人身体无法耐受。

2. 贫血、少钙的人

谷物的植酸、草酸含量高，会抑制钙质，尤其抑制铁质的吸收，所以缺钙、贫血的人，更要注意搭配，例如，牛奶不能跟五谷饭一起吃，否则吸收不了钙质。另外，红肉所含的血基质铁，不会受到植酸的影响。有些人因为杂粮吃太多，贫血一直无法改善。女性如有贫血问题，又喜欢吃杂粮，一定要补充红肉，一天的肉类来源有一半必须是红肉。

3. 消化能力有问题的人

因为这些食材较粗糙，跟胃肠道产生物理摩擦，会造成伤口疼痛。容易胀气的人，吃多了也不舒服。有肠胃疾病的人，别吃太多荞麦类，也要斟酌吃大豆类，避免胀气。

4. 糖尿病人

糖尿病人要控制淀粉的摄取量，即使吃五谷杂粮，也要控制分量。而且五谷杂粮虽然因为所含纤维丰富，有助于降血糖，医护人员多鼓励糖尿病人吃，但一旦糖尿病合并肾病变，这时就不能吃杂粮饭，得吃精白米。

5. 痛风病人

豆类及其制品所含嘌呤相对较高，痛风病人吃多豆类，会引发尿酸增高，五谷当中的豆类摄取份量要降到最低。

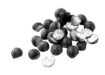

薏 米

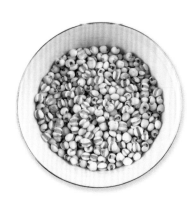

◆ **别名**：薏仁、薏苡仁、六谷米、苡仁

◆ **食用性质**：味甘、淡，性微寒

◆ **食疗成分**：薏米酯、氨基酸

薏米为禾本科植物薏苡的成熟种仁。秋季，薏苡的果实成熟时采割植株，晒干，打下果实，再晒干，除去外壳、黄褐色种皮及杂质，收集种仁。薏米是我国古老的药食皆佳的粮种之一，由于其营养价值很高，被誉为"世界禾本科植物之王"和"生命健康之禾"。

营养功效

薏米中含有的薏米酯、薏米醇、多种氨基酸等营养成分，能降压、降脂、利尿，促进尿酸的排泄，对防治痛风及并发症有较好的作用。

薏米因含有多种维生素和矿物质，有促进新陈代谢和减少胃肠负担的作用，可作为病中或病后体弱患者的补益食品。

薏米中含有一定的维生素 E，是一种美容食品，常食可以保持人体皮肤光泽细腻，消除粉刺、色斑，改善肤色，并且薏米对于由病毒感染引起的赘疣等有一定的治疗作用。

饮食宜忌

薏米适合关节炎、急慢性肾炎水肿、面浮肢肿、脚气病浮肿、疣赘、青年性扁平疣、寻常性赘疣、传染性软疣、青年粉刺疙瘩、肺痿患者以及其他皮肤营养不良粗糙者、美容者食用。

妇女怀孕早期忌食薏米；汗少、便秘者不宜食用薏米。

购存技巧

选购薏米时，应挑选质硬有光泽、颗粒饱满，颜色呈白色或黄白色的较佳；坚实，多为粉性，且味甘淡或微甜者则为上品。

薏米夏季受潮极易生虫和发霉，故应储藏于通风、干燥处，储藏前要筛选薏米中的粉粒、碎屑，以及防止生虫和生霉，少量薏米可密封存于缸中或坛中。

食用方法

薏米可用来煮粥、做汤等，生薏米煮汤服食，利于祛湿除风；用于健脾益胃、治脾虚泄泻则需炒熟食用。夏秋季和冬瓜煮汤，既可佐餐食用，又能清暑利湿。

主料：薏米 50 克。

辅料：百合 15 克，糖适量。

百合薏米粥

食疗菜例

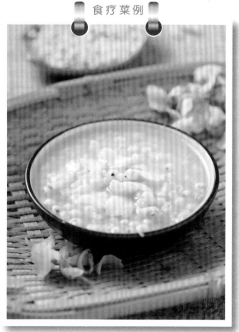

✱ 制作过程

◆ 1. 将薏米、百合分别洗净，待用。

◆ 2. 将薏米、百合放入锅中，加水适量，用大火煮沸，再改小火慢熬。

◆ 3. 煮至薏米软烂，加入糖调匀即可。

食疗分析 百合富含钾及多种维生素，还含有秋水仙碱，能够抑制白细胞的异化，碱化尿液，促进尿酸的排泄，有助于痛风性关节炎症的缓解，痛风患者常食百合，具有一定的食疗效果。

饮食宜忌 食疗上建议选择新鲜百合为佳；百合为药食兼优的滋补佳品，四季皆可食用，但更宜于秋季食用；百合虽能补气，亦伤肺气，不宜多食。

薏米红豆粥

食疗菜例

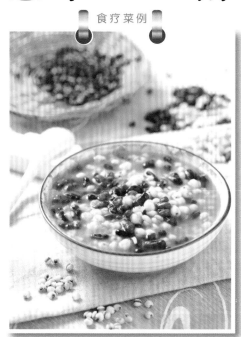

主料：薏米 30 克，红豆 15 克。

辅料：冰糖适量。

✱ 制作过程

◆ 1. 把薏米洗净浸泡 20 分钟。

◆ 2. 将薏米、红豆放入锅中，加水适量，用大火煮开，改小火煮至薏米烂熟。

◆ 3. 加入冰糖调味即可。

食疗分析 薏米中含有丰富的维生素B，对防治脚气病十分有益，经常食用薏米对慢性肠炎、消化不良等症也有一定的辅助疗效；薏米能增强肾功能，并有清热利尿作用，因此对浮肿病人也有一定的疗效。

饮食宜忌 薏米会使身体冷虚，虚寒体质者不宜长期食用；薏米所含的糖类黏性较高，一次不宜吃太多，否则会妨碍消化；食用薏米时，应事先浸泡 4～5 小时再熬煮，这样既熟得快，又有利于营养的充分吸收。

小米

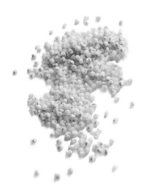

◆ **别名**：粟米、稞子、白粱粟、粟谷

◆ **食用性质**：味甘、咸，性凉

◆ **食疗成分**：膳食纤维、钾、镁

小米是禾本科植物粟的种仁。小米粒小，色淡黄或深黄，质地较硬，制成品有甜香味。我国北方许多妇女在生育后，都有用小米加红糖来调养身体的传统。小米熬粥营养丰富，有"代参汤"之美称。

营养功效

小米富含膳食纤维、钾、镁等营养成分，能够有效地改变酸性体质、降低血脂，促进尿酸排泄，有助于缓解痛风症状及因紧张所引起的抑郁、压抑等情绪。

小米因富含维生素 B_1、维生素 B_{12} 等，具有防止消化不良及口角生疮的功效；小米还具有滋阴养血的功能，可以使产妇虚寒的体质得到调养，帮助她们恢复体力。

小米能解除口臭，减少口中的细菌滋生，还能辅助治疗脚气病、神经炎、癞皮病、失眠、头疼、精神倦怠、皮肤"出油"、头皮屑增多等症状。

饮食宜忌

小米是老人、病人、产妇宜用的滋补品。

气滞者忌食小米；素体虚寒、小便清长者少食小米。

购存技巧

挑选小米时应注意，优质小米闻起来具有清香味，无其他异味。严重变质的小米，手捻易成粉状，碎米多，闻起来微有霉变味、酸臭味、腐败味或其他不正常的气味。

通常将小米放在阴凉、干燥、通风较好的地方储存。储藏前水分过大时，不能曝晒，可阴干，储藏前应去除糠杂。

食用方法

小米可蒸饭，煮粥，磨成粉后可单独与其他面粉掺和制作饼、窝头、丝糕、发糕等，糯性小米也可酿酒、酿醋、制糖等。

小米宜与大豆或肉类食物混合食用，这是由于小米的氨基酸中缺乏赖氨酸，而大豆的氨基酸中富含赖氨酸，可以补充小米的不足；小米粥不宜太稀薄；淘米时不要用手搓，忌长时间浸泡或用热水淘米。

主料：小米、玉米、马蹄粉、茨粉各 100 克，椰汁 100 毫升。

辅料：糖、食用油、凉开水各适量。

黄金小米糕

食疗菜例

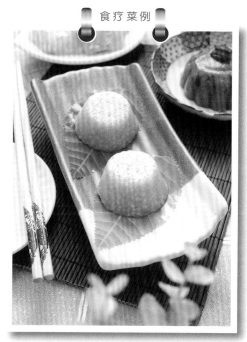

✿ 制作过程

◆ 1. 将玉米蒸熟，入搅拌机，加凉开水适量，打成浆；小米煮熟。

◆ 2. 往马蹄粉、茨粉、玉米浆中混入水，开成粉浆；另取水，加糖煮溶，加入椰汁煮沸，冲入粉浆拌匀，加入适量的熟小米拌匀。

◆ 3. 倒浆液入扫过食用油的模具，放入蒸炉，大火蒸 20 分钟即可。

食疗分析 椰汁含有蛋白质、脂肪、维生素 C 及钙、磷、铁、钾、镁、钠等矿物质，是营养极为丰富的饮料，具有清凉消暑、生津止渴、强心、利尿、驱虫、止呕止泻的功效。

饮食宜忌 椰汁容易变质，取出的椰汁应尽快食用。

鲜菇小米粥

食疗菜例

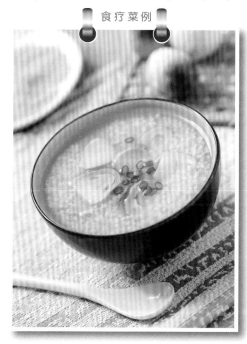

主料：小米 100 克，粳米 50 克，鲜菇 40 克。

辅料：葱、盐各适量。

✿ 制作过程

◆ 1. 将鲜菇洗净，在开水中汆一下，捞起切片；葱洗净切末。

◆ 2. 粳米、小米分别淘洗干净，用冷水浸泡半小时，捞出，沥干水分。

◆ 3. 在锅中加入水，将粳米、小米放入，用大火烧沸，再改用小火熬煮；待再滚起，加入鲜菇拌匀，下盐调味；再煮 5 分钟，撒上葱末即可。

食疗分析 蘑菇含有丰富维生素和 17 种氨基酸，营养丰富，有助于青少年益智增高，降低胆固醇，且有防止便秘、提高免疫力、预防衰老、延长寿命的独特功效。

饮食宜忌 煮小米粥时不能放碱，否则会破坏小米中所含的 B 族维生素。

核桃

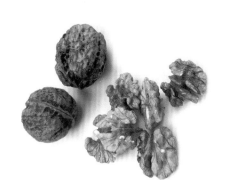

◆ **别名**：山核桃、羌桃、黑桃、万岁子

◆ **食用性质**：味甘，性温

◆ **食疗成分**：维生素、蛋白质

核桃为胡桃科植物胡桃的种仁，与扁桃、榛子、腰果并成为"世界四大干果"。核桃仁即核桃中剥出来的仁，主要产于河北、山西、山东等，现全国各地均有栽培。核桃果在国外，人称"大力士食品"、"益智果"；在国内享有"万岁子"、"长寿果"、"养人之宝"的美称。

营养功效

核桃含有较多的蛋白质、钾及人体营养必需的不饱和脂肪酸，这些成分皆为大脑组织细胞代谢的重要物质，能滋养脑细胞，对抗总胆固醇升高，预防心血管系统疾病，而且能够促进尿酸的排泄，有助于防治痛风合并糖尿病及心脏病等。

此外，核桃还有防止动脉硬化，辅助治疗非胰岛素依赖型糖尿病等作用。

核桃含有的大量维生素 E，经常食用有润肌肤、乌须发的作用，可以令皮肤滋润光滑，富有弹性；当感到疲劳时，嚼些核桃，有缓解疲劳和压力的作用。

饮食宜忌

肾虚、肺虚、神经衰弱、气血不足者可多食核桃；脑力劳动者和青少年尤其适宜食用核桃。

腹泻、阴虚火旺、痰热咳嗽、便溏腹泻、素有内热盛及痰湿重等症状者均不宜食用核桃。

购存技巧

核桃以个大圆整，壳薄白净，出仁率高，干燥，桃仁片张大，色泽白净，含油量高者为佳。挑选方法应以取核桃仁观察为主，果仁丰满为上，干瘪为次；仁衣色泽以黄白为上，暗黄为次，褐黄更次；带深褐斑纹的"虎皮核桃"质量不好，不宜选购。

将核桃仁倒入食品袋内，再放入冰箱的冷冻柜中保存即可。

食用方法

核桃可生食、熟食，或作药膳粥，煎汤等。有的人喜欢将核桃仁表面的褐色薄皮剥掉，这样会损失掉一部分营养，所以不应剥掉这层皮。

主料：核桃仁 100 克。

辅料：玉米粉 15 克，糖适量。

❋ 制作过程

◆ 1. 将核桃仁放入烤箱，在 150℃下烤 15 分钟，用搅拌器将核桃仁打碎，加玉米粉和 200 毫升冷水调匀。

◆ 2. 小火慢煮至糊状，加入糖调匀即可。

食疗分析 玉米粉中含钙、铁较多，可预防止高血压、冠心病；玉米粉中含有亚油酸和维生素 E，能使人体内胆固醇水平降低，从而减少动脉硬化的发生；玉米粉中含有丰富的膳食纤维，能促进肠蠕动，缩短食物通过消化道的时间，减少人体对有毒物质的吸收。

饮食宜忌 玉米粉适宜记忆力减退、习惯性便秘、肥胖症、脂肪肝、脾胃气虚、气血不足、营养不良、动脉硬化、高血压、高脂血症、冠心病等患者食用。

核桃糊

食疗菜例

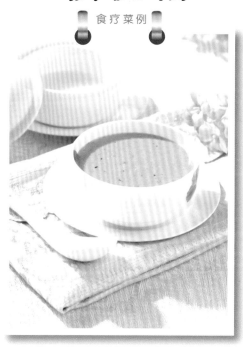

红枣核桃粥

食疗菜例

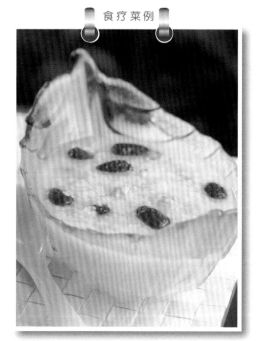

主料：核桃仁、粳米各 100 克，红枣 50 克。

辅料：冰糖适量。

❋ 制作过程

◆ 1. 将红枣、粳米清洗干净，用清水浸泡。

◆ 2. 将红枣、粳米放入锅中，加入核桃仁和适量的水。

◆ 3. 大火烧开后，转小火煮约 1 小时，至成粥后放入冰糖即可。

食疗分析 粳米中的蛋白质主要是米精蛋白，氨基酸的组成比较完全，人体容易消化吸收，但赖氨酸含量较少。米中各种营养素含量虽不是很高，但因其食用量大，也具有很好的营养功效，是补充营养素的基础食物。

饮食宜忌 将核桃仁加适量盐水煮，喝水吃渣可治肾虚腰痛、遗精、健忘、耳鸣、尿频等症；核桃仁与薏米、栗子等同煮做粥吃，能辅助治疗尿频、遗精、大便溏泻、五更泻等病症。

粳 米

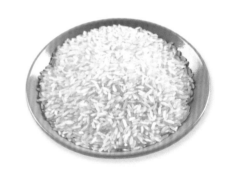

◆ **别名**：硬米、大米

◆ **食用性质**：味甘，性平

◆ **食疗成分**：粗纤维、蛋白质、维生素

粳米为禾本科粳稻的种仁，又称大米。一般呈椭圆形颗粒状，较圆胖，半透明，表面光亮，腹白度较小。粳米在我国各地均有栽培，种植历史已有6900多年，粳米饮食文化是我国饮食文化的特产之一。

营养功效

粳米中的蛋白质、脂肪、维生素含量都比较多，多吃能降低胆固醇，减少心脏病发作和中风的几率，有助于预防和防治痛风。

粳米米糠层的粗纤维分子，可促进胃肠蠕动，对胃病、便秘、痔疮等有很好的疗效；粳米还能提高人体免疫功能，促进血液循环，从而减少患高血压的机率；粳米还可预防糖尿病、脚气病、老年斑和便秘等疾病。

因粳米所供养的红细胞生命力强，又无异体蛋白进入血流，故能预防一些过敏性皮肤病的发生。

饮食宜忌

粳米适宜一切体虚、高热、久病初愈者，以及妇女产后、老年人、婴幼儿消化力减弱者食用。

糖尿病患者不宜多食粳米。

购存技巧

优质粳米颗粒整齐，富有光泽，比较干燥，无米虫，无沙粒，米灰、碎米极少，闻之有股清香味，无霉变味；质量差的粳米，颜色发暗，碎米多，米灰重，潮湿而有霉味。

粳米应置于阴凉、干燥处保存，注意防潮防虫。

食用方法

粳米做成粥更易于消化吸收，但制作米粥时千万不要放碱，因为米是人体维生素 B_1 的重要来源，碱能破坏米中的维生素 B_1，会导致维生素 B_1 缺乏，出现"脚气病"。

制作米饭时一定要"蒸"，不要"捞"，因为捞饭会损失掉大量维生素。

主料：粳米 150 克，茄子 100 克。

辅料：猪肉末 50 克，葱花、姜末、食用油、料酒、盐、味精各适量。

茄子粳米粥

食疗菜例

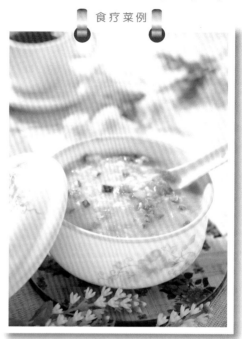

✸ 制作过程

◆ 1. 将茄子洗净，切成粒状，用沸水汆一下，沥水备用。

◆ 2. 将炒锅置火上，加食用油烧至七成热时，加葱花、姜末煸炒出香，加猪肉末、料酒，熘炒至肉将熟时，加入茄粒翻炒片刻，离火待用。

◆ 3. 将粳米淘净，放入沙锅，加适量水，煨煮成稠粥，粥将熟时，拌入茄粒、猪肉末，加盐、味精，再煮至沸即可。

食疗分析 茄子含有维生素 E，常吃茄子，可防止血液中胆固醇水平增高，对延缓人体衰老具有积极的意义。

饮食宜忌 吃猪肉时不宜大量饮茶，否则易增加人体对有毒物质的吸收，影响健康。

佛手粳米粥

食疗菜例

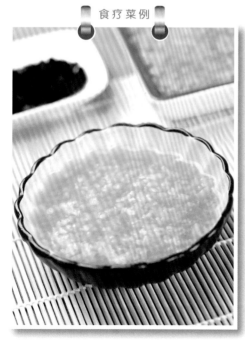

主料：粳米 100 克。

辅料：佛手 15 克，冰糖适量。

✸ 制作过程

◆ 1. 将佛手洗净，入锅煎汤去渣。

◆ 2. 再加入淘净的粳米、冰糖，加适量水同煮。

◆ 3. 先以大火烧开，后转小火熬为稀粥即可。

食疗分析 佛手含有人体所需的氨基酸、维生素及多种微量元素，果皮和叶含有芳香油，有强烈的鲜果清香，具有理气化痰、止呕消胀、舒肝健脾、和胃等多种药用功能；佛手对老年人的气管炎、哮喘病有明显的缓解作用；对一般人的消化不良、胸腹胀闷有更为显著的疗效。

饮食宜忌 脾胃虚弱、气管炎、哮喘病患者适宜食用佛手；阴虚血燥、气无郁滞患者慎服佛手；赤松金佛手可制成多种中药材，久服有保健益寿的作用。

荞麦

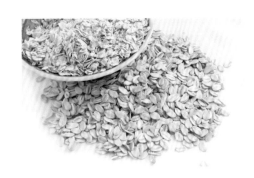

◆ **别名**：乌麦、花荞、甜荞、荞子

◆ **食用性质**：味甘、凉，性平

◆ **食疗成分**：钾、镁

我国栽培的荞麦主要有普通荞麦和鞑靼荞麦两种，前者称甜荞，后者称苦荞，由于苦荞的种实含有芦丁，所以也称芦西苦荞。荞麦为蓼科植物荞麦的种子，全国各地均有分布和栽培，尤以北方为多。

营养功效

荞麦中含有丰富的钾、镁，可维持体内酸碱度平衡，减少尿酸在体内沉淀，有助于将尿酸排出体外，对痛风患者十分有益。

荞麦蛋白质中含有丰富的赖氨酸成分，铁、锰、锌等微量元素含量比一般谷物丰富，而且含有丰富的维生素 E 和可溶性膳食纤维，具有很好的营养保健作用。

荞麦还含有烟酸和芦丁（芸香甙）。芦丁有降低人体血脂和胆固醇、软化血管、保护视力和预防脑血管出血的作用；烟酸能促进机体的新陈代谢，增强解毒能力，还具有扩张小血管和降低血液胆固醇的作用。

饮食宜忌

荞麦适宜食欲不振、饮食不香、肠胃积滞、慢性泄泻之人食用；同时适宜出黄汗之人和夏季痧症者、糖尿病人多食。

脾胃虚寒、消化功能不佳、经常腹泻、体质敏感之人不宜食用荞麦。

购存技巧

选购荞麦的时候，应挑选大小均匀、颗粒饱满、具有光泽的荞麦，干瘪的则有可能是放了很长时间，或者是没有发育好的。

荞麦应在常温、干燥、通风的环境中储存。

食用方法

荞麦去壳后可直接烧制荞麦米饭，荞麦磨成粉可做糕饼、面条、水饺皮、凉粉等，荞麦还可作麦片和糖果的原料。荞麦的嫩叶可做蔬菜食用。

荞麦面看起来色泽不佳，但用荞麦做成的扒糕或面条，佐以麻酱或羊肉汤，别具一番风味。

主料：荞麦、土豆各 100 克，鸡腿肉 50 克。

辅料：白扁豆、胡萝卜各 20 克，高汤、盐、酱油各适量。

✿ 制作过程

◆ 1. 把荞麦洗净，沥干水分；鸡腿肉切成小块；土豆去皮切小块；胡萝卜切成片；白扁豆去荚取豆粒。

◆ 2. 锅中倒入适量水，放入荞麦煮 20 分钟，捞出沥水。

◆ 3. 把高汤、酱油、盐倒入锅中煮开，放入荞麦、鸡腿肉块和土豆片、胡萝卜片、白扁豆粒一起煮 20 分钟，直到所有的材料煮变软即可。

食疗分析 荞麦含有丰富的镁，能促进人体纤维蛋白溶解，使血管扩张，抑制凝血块的形成，具有抗栓塞的作用。

饮食宜忌 白扁豆含有凝集素，有一定的毒性，加热处理可以使其失去毒性，所以食用时一定煮熟蒸透。

荞麦粥

食疗菜例

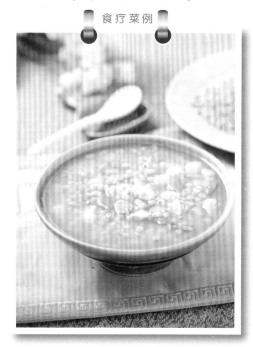

香菇荞麦粥

食疗菜例

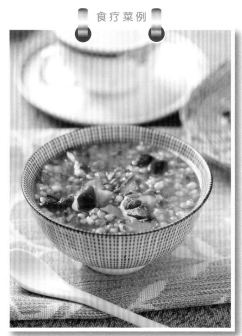

主料：荞麦、红米各 100 克。

辅料：鲜香菇 10 克，食用油、盐各适量。

✿ 制作过程

◆ 1. 将鲜香菇去蒂洗净，切成细丝；红米和荞麦淘洗干净备用。

◆ 2. 往锅内注入适量水，放入红米和荞麦搅拌均匀，大火煮沸，转小火煮 45 分钟，中间不时用汤勺搅拌锅底，以免米粒粘锅烧糊。

◆ 3. 放入香菇丝拌匀，淋入食用油，添入适量开水稀释粥底，以小火续煮 10 分钟，加入盐调味即可。

食疗分析 荞麦中的某些黄酮成分具有抗菌、消炎、止咳、平喘、祛痰的作用，还具有降低血糖的功效。

饮食宜忌 使用红米时需注意，用量不宜多，否则口味发苦，使用过量时可加点糖，起到去酸解苦的作用。

燕麦

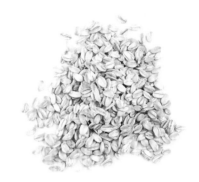

◆ **别名**：野麦、雀麦

◆ **食用性质**：味甘，性平

◆ **食疗成分**：膳食纤维、钾、镁

燕麦为禾本科草本植物燕麦的种子。燕麦一般分为带稃型和裸粒型两大类。世界各国栽培的燕麦以带稃型的为主，常称为皮燕麦。我国栽培的燕麦以裸粒型的为主，常称裸燕麦。

营养功效

燕麦含有丰富的膳食纤维、钾、镁及可溶性纤维，能降脂、降糖，促进体内废物及尿酸的排出，经常食用燕麦，对防治痛风合并糖尿病有较好的辅助疗效。

燕麦可以有效地降低人体中的胆固醇，经常食用，可对中老年人的心脑血管病起到一定的预防作用。

燕麦粥有通大便的作用，很多老年人大便干，容易导致脑血管意外，燕麦能解便秘之忧。

饮食宜忌

燕麦适宜产妇、婴幼儿、老年人以及空勤、海勤人员，慢性病、脂肪肝、糖尿病、浮肿、习惯性便秘、高血压、高脂血症、动脉硬化患者，体虚自汗、多汗、易汗、盗汗者食用。

肠道敏感的人不宜吃太多燕麦，以免引起胀气、胃痛或腹泻。

购存技巧

在购买燕麦的时候要看清食物标签，一些纯燕麦产品的膳食纤维含量在 6% ~ 10%，看看购买的燕麦片产品的膳食纤维含量是多少，膳食纤维含量越低，一般也说明产品中的燕麦含量也越低。

密封后，储存在阴凉干燥处。

食用方法

燕麦片一般分两种：免煮的和需要煮的，一般建议选择需要煮后才能食用的产品，因为燕麦中有一种被称为 beta 葡聚糖的水溶性膳食纤维，在煮的过程中 beta 葡聚糖会充分溶解，更易于人体吸收，所以煮后食用的效果更理想。

主料：燕麦片 60 克，黑芝麻 50 克。
辅料：山楂片 10 克，糖适量。

✱ 制作过程

◆ 1. 将黑芝麻洗净，在锅内炒至香脆；燕麦片加入适量水煮开。

◆ 2. 往煮开的燕麦片中加入黑芝麻、山楂片续煮至再开，加糖调味即可。

食疗分析 燕麦可以改善血液循环，缓解生活工作带来的压力；燕麦含有的钙、磷、铁、锌等矿物质有预防骨质疏松、促进伤口愈合、防止贫血的功效，是补钙佳品；经常食用燕麦（不含糖）对糖尿病患者也有非常好的降糖、减肥的功效。

饮食宜忌 燕麦一次不可食用过多，否则容易引起胃肠胀气，严重时可引起胃痉挛。

芝麻燕麦粥

食疗菜例

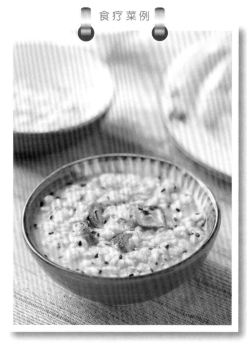

燕麦南瓜粥

食疗菜例

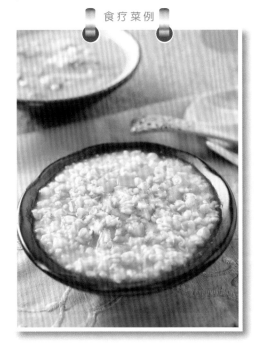

主料：燕麦、大米各 100 克，小南瓜 80 克。
辅料：盐适量。

✱ 制作过程

◆ 1. 将南瓜洗净，削皮，切成小块；大米洗净，用清水浸泡半小时。

◆ 2. 将锅置火上，大米入锅，加水，大火煮沸后小火煮 20 分钟。

◆ 3. 放入南瓜块，小火煮 10 分钟；再加入燕麦，用小火煮 10 分钟熄火，加盐调味即可。

食疗分析 南瓜内含有维生素和果胶，果胶有很好的吸附性，能黏结和消除体内细菌毒素和其他有害物质，如重金属中的铅、汞和放射性元素，能起到解毒作用。

饮食宜忌 一次不可进食过多的燕麦，摄入过多容易造成滑肠、流产等症，所以孕妇应忌食燕麦。

紫米

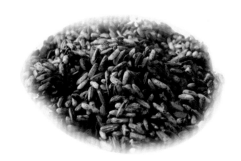

◆ **别名**：紫糯米、接骨糯、紫珍珠

◆ **食用性质**：味甘，性温

◆ **食疗成分**：蛋白质、碳水化合物

紫米是禾木科植物的种仁，属于糯米类。紫米颗粒均匀，颜色紫黑，食味香甜，甜而不腻。紫米煮饭，味极香，而且又糯，民间作为补品，有紫糯米或"药谷"之称。紫米熬制的米粥清香油亮、软糯适口，因其含有丰富的营养，具有很好的滋补作用，因此被人们称为"补血米"、"长寿米"。

营养功效

紫米富含蛋白质、碳水化合物、B族维生素、钙、铁、钾、镁等营养元素，可促进尿酸的排泄，对痛风症状有一定的辅助治疗作用。

紫米营养丰富，多食具有开胃益中、健脾暖肝、明目活血、滑涩补精之功，对于少年白发、妇女产后虚弱、病后体虚以及贫血、肾虚均有很好的补养作用。

紫米中的膳食纤维含量十分丰富，膳食纤维能够降低血液中胆固醇的含量，有助于预防冠状动脉硬化引起的心脏病，具有滋阴补肾、健脾开胃、补中益气、活血化淤等功效。

饮食宜忌

一般人群均可食用紫米，尤适宜少年白发、妇女产后虚弱、病后体虚以及贫血、肾虚者食用。

紫米一次不宜食用过多。

购存技巧

选购紫米时，应挑选米粒细长，颗粒饱满均匀，外观色泽呈紫白色或紫白色夹小紫色块的为佳。同时，应注意用手抓取米粒易在手指中留有紫黑色，用指甲刮除米粒上的色块后，米粒仍然呈紫白色。煮食纯正的紫米晶莹、透亮，糯性强（有黏性），蒸制后能使断米复续。

紫米保存的时候应注意防潮防虫，应置于阴凉干燥处存放。

食用方法

紫米直接蒸煮食用容易因其黏性导致肠胃消化不良，若加入莲子、麦片或与白米以3∶1的比例一起混煮，就可以避免肠胃消化不良的问题。

主料：紫米 500 克，椰汁 100 毫升。

辅料：玉米粒、奶油、糖、白皮各适量。

❋ 制作过程

◆ 1. 将紫米浸水 10 个小时，滤水后，用竹网隔水蒸熟，然后蒸熟糯米拌入奶油和椰汁、糖，放入冰箱冷冻。

◆ 2. 将白皮开成圆形，包入冷冻过的紫米，包成圆柱形，可放上玉米粒装饰。

◆ 3. 放入蒸笼蒸 5 分钟即可。

食疗分析 紫米的营养价值很高，除含蛋白质、脂肪、碳水化合物外，还含丰富的钙、磷、铁、维生素 B_1、维生素 B_2 等，产妇食用紫米有助于滋补产后造成的身体虚弱，增加乳汁哺乳婴儿；紫米对于慢性病患者、恢复期病人和体虚者，都是一种很好的营养滋补品。

饮食宜忌 吃玉米最好选用蒸、煮，而且最好带一层皮，这样味道就更加的香甜。

紫米烧卖

食疗菜例

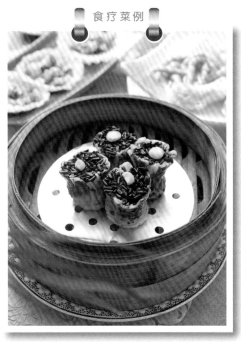

莲子紫米粥

食疗菜例

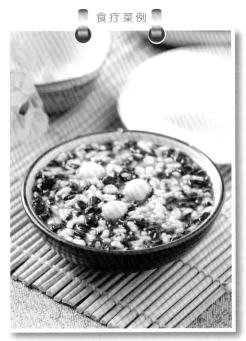

主料：紫米、大米、糙米各 100 克。

辅料：干莲子适量。

❋ 制作过程

◆ 1. 将干莲子洗净，用冷水浸泡 2 小时后抽去莲子心。

◆ 2. 将紫米、大米和糙米淘洗干净，用冷水浸泡 2 小时。

◆ 3. 锅中加入足量水，煮沸后加入紫米、大米和糙米，水再次烧开后转小火，熬约 45 分钟至米粒软烂时放入莲子，继续煮 10 分钟即可。

食疗分析 莲子含有丰富的钙、磷、镁、钾、碳水化合物及维生素 E，有对抗体内酸性、调节水液代谢、促进尿酸排泄等作用，对痛风的防治有一定作用。

饮食宜忌 紫米与山药熬粥，可强健脾胃；加莲子同熬，可温中止泻。

糯米

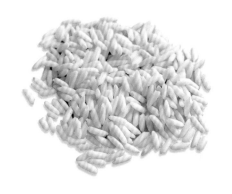

◆ **别名**：元米、江米

◆ **食用性质**：味甘，性温

◆ **食疗成分**：蛋白质

糯米是禾本科植物的种仁，质地柔软，是家常食用的粮食之一，因其香糯黏滑，常被用以制成风味小吃，深受大家喜爱。逢年过节很多地方都有吃年糕的习俗，像年糕、元宵等都是由糯米粉制成的。

营养功效

糯米含有多种营养素及不溶于水的蛋白质，常食对身体有滋补作用。糯米所含嘌呤很低，痛风患者经常食用有利于缓解症状。

糯米含有蛋白质、脂肪、糖类、钙、磷、铁、维生素 B_1、维生素 B_2、烟酸及淀粉等成分，营养丰富，为温补强壮食品，具有补中益气、健脾养胃、止虚汗之功效，对食欲不佳、腹胀腹泻有一定缓解作用。

饮食宜忌

糯米适宜体虚自汗、盗汗、多汗、血虚、头晕眼花、脾虚腹泻者，以及肺结核、神经衰弱、病后产后之人食用。

凡湿热痰火偏盛者，以及发热、咳嗽痰黄、黄疸、腹胀之人忌食；糖尿病患者应不食或少食糯米；另外由于糯米极柔黏，难以消化，脾胃虚弱者不宜多食；老人、小孩或病人更应慎用。

购存技巧

糯米的选购，以米粒较大，颗粒均匀，颜色白皙，有米香，无杂质的为好。若米粒发黑，有杂质的为次。以放了三四个月的糯米为好，因为新鲜的糯米不太容易煮烂，也较难吸收佐料的香味。

将几颗大蒜头放置在米袋内，可防止米因久存而长虫。

食用方法

糯米可蒸煮、熬粥食用，也可制成点心小吃等。糯米食品宜加热后食用；宜煮稀薄粥服食，不仅营养滋补，且极易消化吸收，养胃气。在蒸煮糯米前要先浸2个小时。

主料：糯米 60 克，黑豆 30 克。

辅料：糖适量。

黑豆糯米粥

食疗菜例

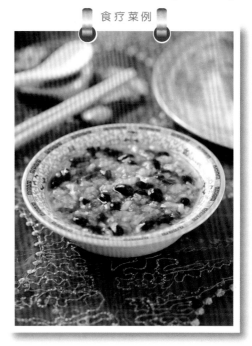

❈ 制作过程

◆ 1. 将黑豆、糯米洗干净。

◆ 2. 将黑豆、糯米倒入锅内，加水适量。

◆ 3. 先用大火煮开，转小火慢煮成粥，中间
    不断搅拌，至粥变软稠即可。

食疗分析 黑豆含有的优质蛋白，能软化和
扩张血管，降低血脂、血压和血糖，促进尿
酸排泄，对痛风合并糖尿病有防治作用。黑
豆还可辅助治疗肝肾阴虚型耳聋、体质虚寒
或经期贫血等症。

饮食宜忌 黑豆皮营养价值很高，能除热止
汗、养血平肝，吃时最好连皮一块食用，对
脾肾大有好处；但痛风患者应限量食用黑
豆，且黑豆多食容易上火，易引起消化不良。

燕麦仁糯米粥

食疗菜例

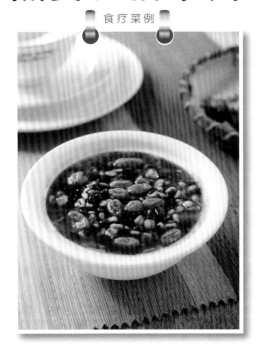

主料：红糯米 200 克。

辅料：燕麦仁 60 克，葡萄干 30 克，温水、蜂
蜜各适量。

❈ 制作过程

◆ 1. 将燕麦仁、红糯米分别浸泡 1 晚；葡萄干
    用温水洗净。

◆ 2. 将燕麦仁、红糯米放入锅中，加水煮开后
    转小火。

◆ 3. 30 分钟后加入葡萄干同煮，继续煮 30 分
    钟至糯米开花黏稠，加入蜂蜜即可。

食疗分析 葡萄干中的纤维能防止果糖在血
液中转化成一种叫三酸甘油酯的血液脂肪，
从而降低罹患心脏病的危险。

饮食宜忌 服用安体舒通、氨苯蝶啶和补钾
时，不宜同食葡萄干，否则易引起高血钾症，
出现胃肠痉挛、腹胀、腹泻及心律失常等症。

芡实

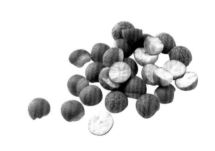

◆ **别名**：鸡头米、水鸡头、鸡头苞、鸡嘴莲

◆ **食用性质**：味甘、涩，性平

◆ **食疗成分**：淀粉、蛋白质

芡实为睡莲科植物芡的成熟种仁，主产于江苏、山东、湖南、湖北、安徽等省区。秋末冬初采收成熟果实，除去果皮，取出种子，洗净，再除去硬壳（外种皮），晒干，生用或麸炒用。

营养功效

芡实含有很多营养成分，如碳水化合物、脂肪、蛋白质、粗纤维、钙、磷、铁等，这些成分可提供人体所需的营养，还有助于尿酸的排出，对痛风症状有一定的缓解作用。

芡实含有丰富的淀粉，可为人体提供热能，并含有多种维生素和矿物质，保证体内所需营养成分。

芡实可以加强小肠吸收功能，提高尿木糖排泄率，增加血清胡萝卜素浓度。

饮食宜忌

芡实适宜白带多、肾亏腰酸的妇女、体虚尿多的儿童、小便频数的老人、遗精早泄者、慢性腹泻者、慢性肠炎者食用。

芡实有较强的收涩作用，便秘、尿赤者及妇女产后皆不宜食。

购存技巧

选购芡实时，应注意：没霉味，没酸酸臭，没硫磺味的芡实最好，以颗粒完整，饱满均匀，断面色白、粉性足、无碎屑、泥杂，身干不蛀者为佳。各种商品中，以南芡实（圆芡）为佳。商品中除去内种皮的白皮商品优于未去内种皮之红皮者。

芡实要置于通风干燥处保存，注意防蛀。

食用方法

芡实可煮粥，做糖水等。暗紫色（暗红）的是成熟透芡实米的皮的颜色，去了皮，是粉白色的，黄色的是嫩芡实米的皮的颜色，容易煮熟。

吃芡实要用慢火炖煮至烂熟，细嚼慢咽，方能起到补养身体的作用；芡实与鱼头同食，还有健脑的作用，可以辅助治疗神经衰弱。

主料：鲜芡实 100 克，鲜百合 50 克。
辅料：桂圆、冰糖各适量。

芡实糖水

食疗菜例

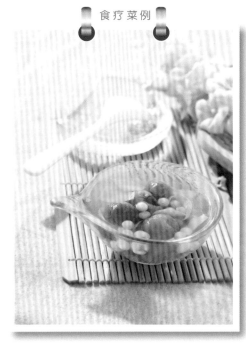

✣ 制作过程

◆ 1. 将鲜百合洗净，掰开；鲜芡实洗净。

◆ 2. 沙煲内加入适量水，放入鲜百合、芡实、桂圆、冰糖煮沸。

◆ 3. 放入鲜百合煮 10 分钟即可。

食疗分析 百合含有淀粉、蛋白质、脂肪及矿物质、维生素、泛酸、胡萝卜素等营养素。常食百合具有宁心安神的功效，能清除烦躁，对失眠多梦、心情抑郁有一定的疗效；百合还可起到美容的效果，亦可止咳、止血、开胃、安神，适用于体虚肺弱肺气肿、肺结核、咳嗽等症。

饮食宜忌 芡实性质较固涩收敛，大便硬化者不宜食用。芡实无论是生食还是熟食，一次切忌食之过多，否则难以消化，平时有腹胀症状的人更应忌食。

芡实薏米山药粥

食疗菜例

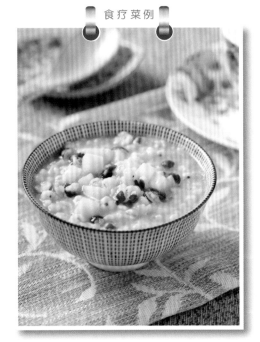

主料：芡实 100 克、薏米 80 克。
辅料：山药 50 克、大米 30 克。

✣ 制作过程

◆ 1. 将芡实泡发；薏米和大米提前泡发 1 个小时；山药洗净，去皮，切成小粒，泡在水里。

◆ 2. 将芡实、薏米、大米和山药混合并淘洗干净，添加适量的水。

◆ 3. 先用大火煮沸，转小火慢熬约 1 小时，待粥烂后关火，继续保温 15 分钟即可。

食疗分析 山药中重要的营养成分薯蓣皂，是合成女性荷尔蒙的先驱物质，有滋阴补阳、增强新陈代谢的功效；山药含有足够的纤维，食用后就会产生饱胀感，从而控制进食欲望，可辅助治疗肥胖症。

饮食宜忌 山药是高营养、低热量的食品，肥胖者可以放心地多加食用而不会有发胖的后顾之忧。

135

玉 米

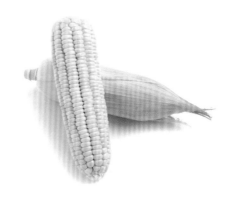

◆ **别名：** 苞谷、棒子、玉蜀黍

◆ **食用性质：** 味甘、淡，性平

◆ **食疗成分：** 膳食纤维、钾

玉米是一年生禾本科草本植物玉蜀黍的种子，夏、秋季采收成熟果实。玉米原产地是美洲，后传至世界各地。玉米是重要的粮食作物和重要的饲料来源，也是全世界总产量最高的粮食作物。

营养功效

玉米含有丰富的膳食纤维及钾，可有效地降低胆固醇，促进尿酸的排泄，经常食用对防治痛风有一定作用。

玉米中的纤维素含量很高，具有刺激胃肠蠕动、加速粪便排泄的特性，可防治便秘、肠炎等症状。

玉米中含有的维生素 E 则有促进细胞分裂、延缓衰老、降低血清胆固醇、防止皮肤病变的功能，还能减轻动脉硬化和脑功能衰退。

玉米含有的黄体素、玉米黄质可以对抗眼睛老化，此外，多吃玉米还能抑制某些药物对人体的副作用，刺激大脑细胞，增强人的脑力和记忆力。

玉米中含有较多的谷氨酸，谷氨酸有健脑作用，它能帮助和促进脑细胞进行呼吸，在生理活动过程中，能清除体内废物，帮助脑组织里氨的排除，故常食可健脑。

饮食宜忌

玉米尤适宜糖尿病、痛风、脾胃气虚、气血不足、营养不良、动脉硬化、高血压、高脂血症、冠心病、肥胖症、脂肪肝等患者食用。

玉米忌和田螺同食，否则会中毒；尽量避免与牡蛎同食，否则会阻碍锌的吸收。

购存技巧

购买玉米时，应选择棒较大、颗粒饱满的为佳，棒小者可能尚未成熟，营养价值不高。

玉米应放置于阴凉干燥处保存，亦可剥壳后置于冰箱冷藏保存。

食用方法

吃玉米最好蒸、煮，而且最好带一层皮，这样味道更香甜。

枸杞子玉米羹

食疗菜例

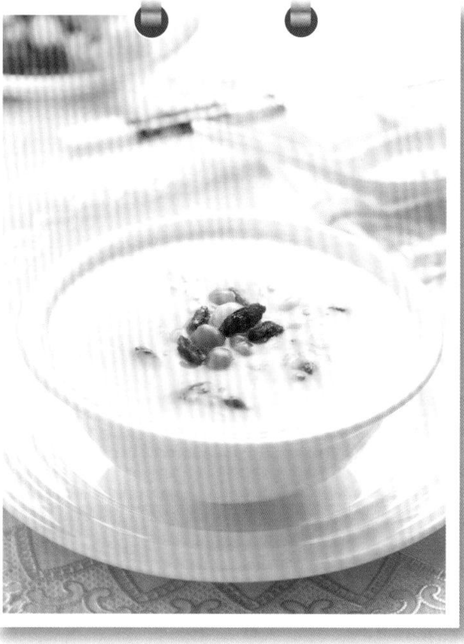

主料：鲜玉米粒 200 克。
辅料：枸杞子、青豆粒、糖、水淀粉各适量。

制作过程

- 1. 将鲜玉米粒、枸杞子、青豆粒分别用水洗净。
- 2. 锅内烧水，待水开后，投入鲜玉米粒、枸杞子、青豆粒，用中火煮约 6 分钟。
- 3. 然后调入糖，用水淀粉勾芡，推匀盛入碗内即可。

食疗分析 玉米富含维生素 C 等，有延缓衰老、美容作用；玉米胚尖所含的营养物质有增强人体新陈代谢、调整神经系统的功能，能起到使皮肤细嫩光滑，抑制、延缓皱纹产生的效果；玉米还有调中开胃及降血脂、降低血清胆固醇的功效。

饮食宜忌 尽量不要长期单一吃玉米，因为玉米蛋白质中缺乏色氨酸，单一吃玉米容易发生赖皮病。

洋葱玉米粥

食疗菜例

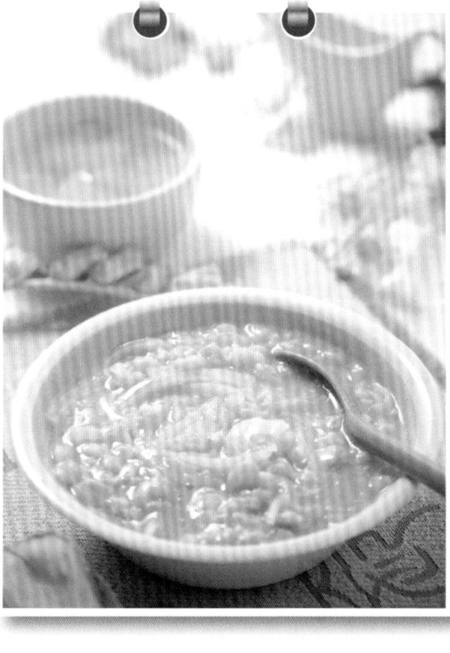

主料：玉米粒 150 克，洋葱 100 克。
辅料：天花粉、盐各适量。

制作过程

- 1. 将洋葱去根、头，洗净，冲温开水，切细丝，放入碗中，用适量盐腌 15 分钟。
- 2. 将天花粉洗净晒干或烘干，碾成极细末。
- 3. 将玉米粒、天花粉放入沙锅，加水，大火煮沸，然后改小火煨煮 20 分钟，待玉米酥烂，加入洋葱丝，大火煨煮 5 分钟即可。

食疗分析 天花粉含有一定量的蛋白质和多种酶，具有清热泻火、生津止渴、排脓消肿的功效，可辅助治疗热病口渴、消渴、黄疸、肺燥咯血、痈肿、痔瘘等症，对于治疗糖尿病，常用天花粉与滋阴药配合使用，以达到标本兼治的作用。

饮食宜忌 发霉或放置时间过长的玉米坚决不要吃，因为里面含有较强的致癌物。

红薯

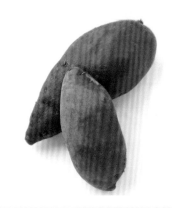

◆ **别名**：山芋、地瓜、番薯、红苕

◆ **食用性质**：味甘，性平、微凉

◆ **食疗成分**：膳食纤维、钾、果胶

红薯为旋花科甘薯属中所形成的可供食用的块根。红薯味道甜美，营养丰富，又易于消化，可供大量热能，所以非洲和亚洲的部分国家以红薯为主食。

营养功效

红薯含有膳食纤维、钾、果胶及丰富的维生素C，能够降低血脂，有助于维持人体电解质平衡，促进尿酸的排泄，对防治痛风合并肥胖症有一定的辅助疗效。

红薯营养十分丰富，含有大量的糖、蛋白质、脂肪和各种维生素及矿物质，能有效地为人体所吸收，能防治营养不良症，且能补中益气，对中焦脾胃亏虚、小儿疳积等病症有益。

红薯经过蒸煮后，部分淀粉发生变化，与生食相比可增加40%左右的食物纤维，能有效刺激肠道的蠕动，促进排便。人们在切红薯时看见红薯皮下渗出一种白色液体，其中含有紫茉莉甙，可用于辅助治疗习惯性便秘。

饮食宜忌

红薯一次不宜食用过多，以免发生烧心、吐酸水、肚胀排气等不适。

胃溃疡、胃酸过多、糖尿病等患者不宜食用红薯。

购存技巧

购买时，应优先挑选纺锤形状的红薯；表面看起来光滑的为佳，烂红薯有毒不要挑；闻起来没有霉味的为佳，发霉的红薯含酮毒素，不可食用；不要买表皮呈黑色或褐色斑点的红薯；发芽的红薯虽不似马铃薯有毒，但口感较差。

红薯不宜与土豆放在一起，二者犯忌；红薯需保持干燥，不宜放在塑料袋中。

食用方法

红薯的食用方法很多，可代替米、面用来制作主食；将红薯煮熟捣烂，与米粉、面粉等掺和后，可制作各类糕、团、包、饺、饼等；干制成粉又可代替面粉制作蛋糕、布丁等点心，还可加工成薯粉丝。

主料：红薯 150 克。

辅料：大米 50 克，乌梅肉 25 克，糖适量。

红薯甜粥

食疗菜例

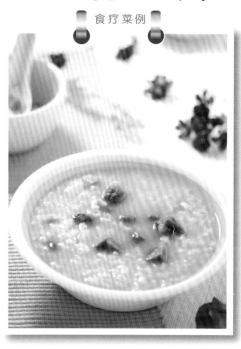

❖ 制作过程

- ◆ 1. 将红薯削去外皮，洗净后改刀切成丁，放沸水锅内汆一下，捞出备用；乌梅肉洗净，改刀切块。
- ◆ 2. 将大米洗净，入盆内，加入适量的水，上屉蒸 10 分钟，取出。
- ◆ 3. 锅内入大米，再加入水、红薯丁和乌梅肉块，中小火煮至浓稠，放入适量糖煮溶化即可。

食疗分析 红薯含有大量黏液蛋白，能够防止肝脏和肾脏结缔组织萎缩，提高机体免疫力，预防胶原病发生。

饮食宜忌 红薯含有丰富的赖氨酸，而大米、面粉恰恰缺乏赖氨酸，故红薯与米面混吃正好可发挥蛋白质的互补作用，提高营养价值。

红薯西米粥

食疗菜例

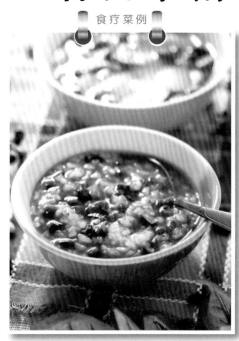

主料：红薯 250 克，粳米 100 克。

辅料：西米 50 克，糖适量。

❖ 制作过程

- ◆ 1. 将红薯洗净去皮，切粒；粳米和西米淘洗干净，待用。
- ◆ 2. 锅中注入适量的水，放入粳米、西米、红薯粒，中火熬至米软烂。
- ◆ 3. 加入适量糖调味即可。

食疗分析 红薯中所含的绿原酸，可抑制黑色素的产生，防止雀斑和老人斑的出现；红薯还能抑制肌肤老化，保持肌肤弹性，减缓机体的衰老进程。

饮食宜忌 红薯等根茎类蔬菜含有大量淀粉，可以加工成粉条食用，但制作过程中往往会加入明矾，若食用过多会导致铝在体内蓄积，不利健康。

红豆

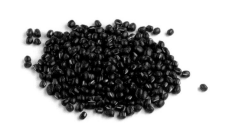

◆**别名**：红小豆、饭豆、米豆、赤豆

◆**食用性质**：味甘、酸，性平

◆**食疗成分**：膳食纤维、皂角苷、钾

红豆为豆科植物赤豆干燥成熟的种子，是人们生活中不可缺少的高营养、多功能的杂粮，秋季果实成熟而未开裂时收获，主产于广东、广西、江西等地。

营养功效

红豆含有丰富的膳食纤维、皂角苷、镁、钾及微量元素，可改变人体酸性体质，促进体内废物及尿酸的排出，对痛风合并肾病水肿有较好的防治作用。

红豆含有较多的皂角甙，可刺激肠道，因此它有良好的利尿作用，能解酒、解毒，对心脏病和肾病、水肿有益，此类患者可多食红豆以减缓症状。

红豆有较多的膳食纤维，具有良好的润肠通便、降血压、降血脂、调节血糖、解毒抗病、预防结石、健美减肥的作用。

红豆是富含叶酸的食物，产妇、哺乳期妇女多吃红豆有催乳的功效。

饮食宜忌

红豆适宜各类型水肿之人食用，包括肾脏性水肿、心脏性水肿、肝硬化腹水、营养不良性水肿等，如能配合乌鱼、鲤鱼或黄母鸡同食，消肿作用更好；适宜产后缺奶和产后浮肿的妇女食用，可单用红豆煎汤喝或煮粥食；适宜肥胖症之人食用。

红豆能通利水道，故尿多之人忌食；蛇咬伤者，忌食百日。

购存技巧

购买时，应选择有光泽，形态饱满，无虫蛀的红豆；色泽暗淡无光，干瘪的红豆可能放置时间较长而不够新鲜。

把红豆装进密封的盒子或袋子中，放置阴凉干燥处即可。

食用方法

红豆适宜煮粥、做豆馅等。制作前应把红豆浸泡一夜，这样就更容易煮烂。

主料：红豆、山药各 100 克，薏米 50 克。
辅料：冰糖适量。

❋ 制作过程

◆ 1. 将山药去皮切丁；薏米、红豆均洗净，
用冷水浸泡 2～3 小时，捞出后沥干水分。

◆ 2. 锅中加入适量冷水，加山药丁、薏米，
煮至烂熟，取出备用；锅中再加水，将
红豆放入，用大火煮沸，然后改小火煮
半小时。

◆ 3. 加入煮熟的山药丁、薏米，再以大火煮沸，
改小火煮约 15 分钟；冰糖下入粥内，搅
拌均匀，再焖 10 分钟即可。

食疗分析 红豆中富含多种有利于治疗便秘
的纤维，能起到润肠通便、降血压、降血脂、
调节血糖、解毒抗癌、预防结石、健美减肥
的作用。

饮食宜忌 风湿性肌炎、水肿、皮肤病等症
者适宜食用薏米；孕妇应尽量避免食用。

山药红豆粥

食疗菜例

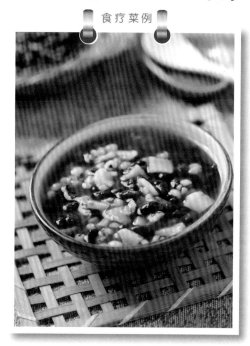

鲜荷莲藕红豆粥

食疗菜例

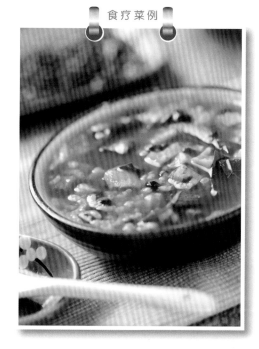

主料：圆糯米、红豆各 100 克，莲藕 50 克。
辅料：鲜荷叶、水各适量。

❋ 制作过程

◆ 1. 将鲜荷叶洗净；莲藕去皮洗净切块；红
豆、圆糯米洗净后用水浸泡 1 小时。

◆ 2. 将锅置火上，加入适量的水、红豆，大火
煮沸后转小火，熬煮 40 分钟。

◆ 3. 将鲜荷叶、莲藕块、圆糯米放入锅中与红
豆一起煮，开锅后转小火煮 40 分钟即可。

食疗分析 红豆所含丰富的铁质能让人气色
红润，多食用红豆，还有补血、促进血液循环、
强化体力、增强抵抗力的效果；红豆含有健
胃生津、祛湿益气的作用，是良好的药用和
健康食品。

饮食宜忌 有怕冷、低血压、容易疲倦等现
象的人常吃红豆可改善这些不适的现象。

绿豆

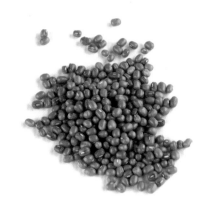

◆ 别名：青小豆、植豆

◆ 食用性质：味甘，性凉

◆ 食疗成分：膳食纤维、钾、镁

绿豆为豆科一年生草本植物的种子，一般秋季成熟上市。绿豆种皮的颜色主要有青绿、黄绿、墨绿三大类。绿豆是我国人民的传统豆类食物，在炎炎夏日，绿豆汤更是老百姓最喜欢的消暑饮料之一。

营养功效

绿豆富含丰富的膳食纤维、钾、镁，可有效地改变人体酸性体质，促进体内废物及尿酸的排泄，对防治痛风有一定的作用。

绿豆中的多糖成分能增强血清脂蛋白酶的活性，使血清脂蛋白酶中甘油三酯水解，达到降血脂的疗效，从而可以防治冠心病、心绞痛。

绿豆中含有一种球蛋白和多糖，能促进动物体内胆固醇在肝脏中分解成胆酸，加速胆汁中胆盐分泌并降低小肠对胆固醇的吸收。

绿豆的有效成分具有抗过敏作用，可辅助治疗荨麻疹等疾病；绿豆还对葡萄球菌以及某些病毒有抑制作用，能清热解毒。

饮食宜忌

绿豆适宜中毒者、眼病患者、高血压患者、水肿患者食用。

绿豆性寒凉，素体阳虚、脾胃虚寒、泄泻者慎食。

购存技巧

挑选绿豆的时候一定要注意挑选无霉烂、无虫口、没有变质的绿豆，新鲜的绿豆应是鲜绿色的，老的绿豆颜色会发黄。

储存绿豆时，可以先把绿豆放到太阳下晒一下，然后用塑料袋装起来，再在塑料袋里放几瓣大蒜。

食用方法

绿豆可与大米、小米掺和起来制作干饭、稀饭等主食，也可磨成粉后制作糕点及小吃。

绿豆中的淀粉还是制作粉丝、粉皮及芡粉的原料，此外，绿豆还可制成细沙做馅心。

用绿豆熬制的绿豆汤，更是夏季清热解暑的饮料；绿豆不宜煮得过烂，以免使有机酸和维生素遭到破坏，从而降低清热解毒功效。

主料：绿豆100克，西瓜、蜜桃瓣各50克。
辅料：银耳15克，冰糖适量。

西瓜绿豆粥

食疗菜例

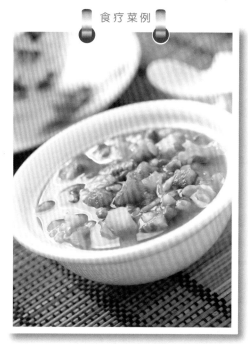

❋ 制作过程

◆ 1. 将绿豆淘洗干净，用冷水浸泡3小时；银耳用冷水浸泡回软；西瓜去皮、去籽，切块。

◆ 2. 取锅加入冷水和泡好的绿豆，大火煮沸，转小火慢煮40分钟。

◆ 3. 下入银耳及冰糖，搅匀煮约20分钟，再分别加入西瓜块和蜜桃瓣，煮3分钟即可。

食疗分析 蜜桃的果肉中富含蛋白质、钙、磷、铁和维生素B、维生素C及大量的水分，对慢性支气管炎、支气管扩张症、肺纤维化、肺不张、矽肺、肺结核等出现的干咳、咯血、慢性发热、盗汗等症有一定的疗效，可起到养阴生津、补气润肺的保健作用。

饮食宜忌 蜜桃不可与鳖肉同食。

陈皮绿豆粥

食疗菜例

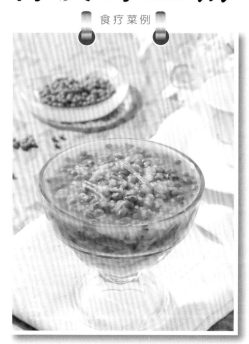

主料：绿豆100克。
辅料：大米20克，陈皮、糖各适量。

❋ 制作过程

◆ 1. 将绿豆和大米洗净，去除杂质；陈皮用温水浸软，切丝。

◆ 2. 锅中加适量的水煮沸，放入绿豆、大米、陈皮丝，用中火煲1小时，加入糖拌匀调味即可。

食疗分析 陈皮含有陈皮素、橙皮甙及挥发油，挥发油主要成分为柠檬苦素和柠檬醛，在烹调中加入陈皮有调和理气和化痰作用，亦可起到除异味、增香、提鲜、解腻的功效，可使人增加食欲。

饮食宜忌 陈皮适宜脾胃气滞、脘腹胀满、消化不良、食欲不振、咳嗽多痰之人食用；也适宜预防高血压、心肌梗死、脂肪肝和急性乳腺炎者食用。

黑芝麻

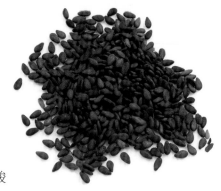

◆ **别名**：胡麻、巨胜、脂麻、黑荏子

◆ **食用性质**：味甘，性平

◆ **食疗成分**：维生素 E、钾、钙、不饱和脂肪酸

黑芝麻为胡麻科植物脂麻的黑色种子，秋季果实成熟时采割植株，晒干，打下种子，除去杂质，再晒干。黑芝麻呈扁卵圆形，表面黑色，平滑或有网状纹，尖端有棕色点状种脐。种皮薄，白色，富油性。

营养功效

黑芝麻富含维生素 E、钾、钙、磷及不饱和脂肪酸，能促进胆固醇的代谢，使血管有弹性，还能调节体内酸碱度，促进尿酸的排泄，对防治痛风及心脑血管疾病有益。

黑芝麻作为食疗品，有益肝、补肾、养血、润燥、乌发、美容作用，是极佳的保健美容食品。

黑芝麻具有降血脂、抗衰老的作用，其食疗作用早已被公认，常食有益。

饮食宜忌

黑芝麻适宜肝肾不足所致的眩晕、眼花、视物不清、腰酸腿软、耳鸣耳聋、发枯发落、头发早白之人食用；适宜妇女产后乳汁缺乏、身体虚弱、贫血、高脂血症、高血压病、老年哮喘、肺结核、荨麻疹、习惯性便秘者食用。

患有慢性肠炎、便溏腹泻者忌食黑芝麻。

购存技巧

选购的时候要注意鉴别真假黑芝麻，找出一颗断口的黑芝麻，看断口部分的颜色，如果断口部分也是黑色的，那就说明是染色的；如果断口部分是白色的，那就说明这种黑芝麻是真的。还可用打湿的手绢或纸巾辨真伪，在湿纸巾上揉搓不掉色的是真货，否则可能是假货。

黑芝麻应置通风干燥处储存，注意防蛀。

食用方法

黑芝麻可榨制香油（麻油），供食用或制糕点；种子去皮称麻仁，烹饪上多用作辅料。

主料：黑芝麻、粳米各30克。
辅料：盐适量。

❋ 制作过程

- ◆ 1. 将黑芝麻洗净、炒香，加盐适量、碾碎待用。
- ◆ 2. 将粳米淘洗干净，放入沙锅，加入适量水，大火煮沸后，转小火熬煮成粥。
- ◆ 3. 调入芝麻，待散发芝麻香气后即可。

食疗分析 黑芝麻所含有的维生素E居植物性食品之首，维生素E能促进细胞分裂，推迟细胞衰老，常食可抵消或中和细胞内衰物质"游离基"的积累，起到抗衰老和延年益寿的作用；维生素E还可抑制眼睛晶状体内的过氧化脂反应，使末稍血管扩张，改善血液循环，预防近视的发生和发展。

饮食宜忌 黑芝麻适宜糖尿病、血小板减少性紫癜、慢性神经炎、末梢神经麻痹、痔疮以及出血性素质者食用。

芝麻粥

食疗菜例

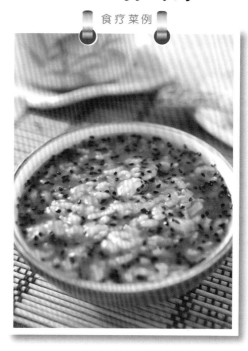

芝麻白糖糊

食疗菜例

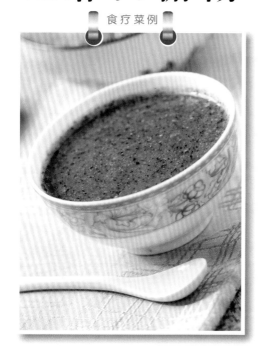

主料：黑芝麻30克。
辅料：白糖适量。

❋ 制作过程

- ◆ 1. 将黑芝麻洗净，沥去水分后炒熟，研碎。
- ◆ 2. 将研碎的黑芝麻放在杯中。
- ◆ 3. 酌加开水和少量白糖，搅匀即可。

食疗分析 黑芝麻富含生物素，对身体虚弱、早衰而导致的脱胎换骨换发效果最好，对药物性脱发、某些疾病引起的脱发也有一定疗效；且黑芝麻还能加速人体代谢，活化脑细胞、预防贫血。

饮食宜忌 身体虚弱、掉发严重者可适当食用黑芝麻；炒制时千万不要炒糊；芝麻仁外面有一层稍硬的膜，把它碾碎才能使人体吸收到营养，所以整粒的芝麻应加工后再吃。

糙米

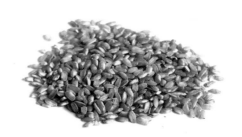

◆ **别名**：玄米

◆ **食用性质**：味甘，性温

◆ **食疗成分**：维生素、矿物质、氨基酸

糙米是指除了外壳之外都保留的全谷粒，即含有皮层、糊粉层和胚芽的米。糙米口感较粗，质地紧密，煮起来也比较费时，但是其营养价值比精白米高。

营养功效

糙米含有 8 种氨基酸、16 种矿物质、21 种维生素，提供给人类的营养是完整的、全面的、天然的，且糙米的血糖指数较低，有利于控制食量，从而帮助肥胖者减肥，对痛风合并肥胖症有一定的疗效。

糙米对肥胖和胃肠功能障碍的患者有很好的疗效，能有效地调节体内新陈代谢、内分泌异常等。

糙米中含有大量纤维素，而纤维素近年来已被证明具有降低胆固醇、通便等功能。因而糙米有改善肠胃机能、净化血液、预防便秘及排毒等作用。

糙米胚芽中的不饱和脂肪酸具有降低胆固醇，保护心脏的作用；胚芽中富含的维生素 E 能促进血液循环，有效维护全身机能。

糙米中的锌、铬、锰、钒等微量元素有利于提高胰岛素的敏感性，对糖耐量受损的人很有帮助。

饮食宜忌

一般人群均可食用，尤其适宜肥胖、胃肠功能障碍、贫血、便秘之人食用。

胃肠消化不好的人慎食糙米。

购存技巧

优质的糙米通体应该是黄褐色，且呈透明状。其中也会有一些青色或乳白色的糙米，这种青色或乳白色的糙米我们统称之为不完善粒，不宜选购。

糙米如果在短时间里吃不完，可以用双层塑胶袋装好，将袋口密封好放入冰箱冷藏室保存。

食用方法

糙米可用来煮粥，或磨成粉制作其他食品等。煮前可以将糙米淘洗后用冷水浸泡过夜，然后连浸泡水一起投入高压锅，煮半小时以上。

主料：糙米 80 克，黑芝麻 50 克。
辅料：白砂糖适量。

黑芝麻糙米粥

食疗菜例

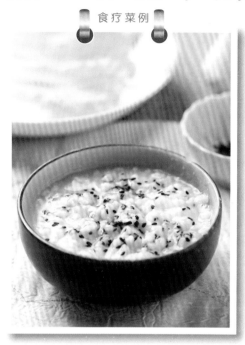

✿ 制作过程

- ◆ 1. 将糙米淘洗干净，沥干水分。
- ◆ 2. 锅中加入适量的水煮开，放入糙米搅拌片刻，待煮沸后改中小火熬煮 45 分钟；放入黑芝麻续煮 5 分钟，加白砂糖煮溶即可。

食疗分析 与全麦相比，糙米的蛋白质含量虽然不多，但是蛋白质质量较好，主要是米精蛋白；氨基酸的组成比较完全，人体容易消化吸收，但赖氨酸含量较少；含有较多的脂肪和碳水化合物，短时间内可以为人体提供大量的热量，补充机体所需的营养。

饮食宜忌 糙米尤其适宜肥胖者食用，糙米与咖啡一起饮用，风味独特，而且对痔疮、便秘、高血压等有较好的疗效。

紫薯山药糙米粥

食疗菜例

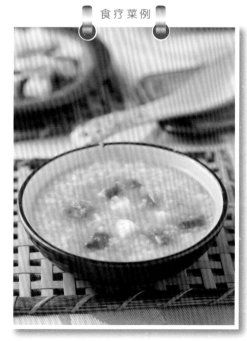

主料：糙米 100 克，紫薯 50 克。
辅料：山药 20 克。

✿ 制作过程

- ◆ 1. 将糙米淘洗干净，用清水浸泡 8 小时；紫薯、山药分别去皮、切块。
- ◆ 2. 将锅置火上，倒入糙米和适量的水，大火煮开。
- ◆ 3. 加入山药块、紫薯块，转小火熬煮 40 分钟即可。

食疗分析 糙米中米糠和胚芽部分含有丰富的 B 族维生素和维生素 E，能提高人体免疫功能，促进血液循环，还能帮助人们消除沮丧烦躁的情绪，使人充满活力。

饮食宜忌 糙米中锌、铬、锰、钒等微量元素有利于提高胰岛素的敏感性，对糖耐量受损的人很有帮助，适宜于糖耐受损者食用；糙米同样适宜糖尿病患者和肥胖者食用。

黑米

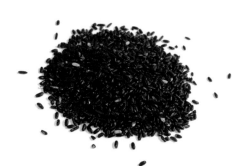

◆ **别名**：黑粳米

◆ **食用性质**：味甘，性温

◆ **食疗成分**：维生素 C、膳食纤维

黑米和紫米都是稻米中的珍贵品种，属于糯米类。黑米是由禾本科植物稻经长期培育形成的一类特色品种。用黑米熬制的米粥清香油亮，软糯适口，营养丰富，具有很好的滋补作用，因此被称为"补血米"、"长寿米"。黑米虽外表墨黑，但营养丰富，有"黑珍珠"和"世界米中之王"的美誉。

营养功效

黑米含有花青素类色素、维生素 C、膳食纤维、钾、钙、镁等营养元素，不但有抗衰老、促进血液循环的作用，而且有助于尿酸的排泄，可缓解痛风、关节炎引起的不适症状。

黑米含蛋白质、脂肪、碳水化合物、B 族维生素、维生素 E、钙、磷、钾、镁、铁、锌等营养元素，营养丰富，具有清除自由基、改善缺铁性贫血、抗应激反应以及免疫调节等多种生理功能。

饮食宜忌

黑米适宜少年白发、妇女产后虚弱、病后体虚以及贫血、肾虚等人食用。

病后消化能力弱的人不宜急于吃黑米，可吃些紫米来调养。

购存技巧

优质黑米有光泽，米粒大小均匀，很少有碎米、爆腰（米粒上有裂纹），无虫，不含杂质；次质、劣质黑米的色泽暗淡，米粒大小不匀，饱满度差，碎米多，有虫，有结块等。

用花椒 20 粒加适量水煮沸后晾凉，将干净布袋浸泡晾干，把晾干的黑米倒入，然后用纱布包一些花椒，分别放在米上，扎紧袋口，放在阴凉通风处，能防霉、防虫、驱鼠。

食用方法

黑米食用价值高，除煮粥外，还可以制作各种营养食品和酿酒。煮粥时，夏季可将黑米用水浸泡一昼夜，冬季浸泡两昼夜，淘洗次数要少，以保存营养成分。

主料：黑米 100 克，红豆 50 克。

辅料：莲子、花生仁各 30 克，桂花 20 克，冰糖适量。

黑米桂花粥

食疗菜例

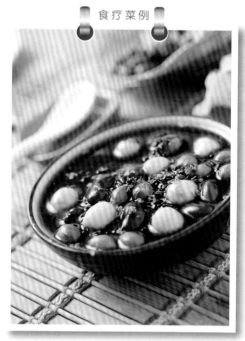

❋ 制作过程

◆ 1. 将黑米洗净，浸泡 6 小时；红豆洗净，浸泡 1 小时；莲子、花生仁洗净沥干。

◆ 2. 将锅置火上，放入黑米、红豆、莲子，加水，大火煮沸后换小火煮 1 小时，入花生仁，继续煮 30 分钟。

◆ 3. 加入桂花、冰糖，拌匀，煮 3 分钟即可。

【食疗分析】花生仁含有维生素 E 和一定量的锌，能增强记忆力，抗老化，延缓脑功能衰退，滋润皮肤；花生仁中的不饱和脂肪酸有降低胆固醇的作用，有助于预防动脉硬化、高血压和冠心病等症。

【饮食宜忌】花生能增进血凝，促进血栓形成，故患血黏度高或有血栓的人不宜食用；体寒湿滞及肠滑便泄者不宜服食。

红枣桂圆黑米粥

食疗菜例

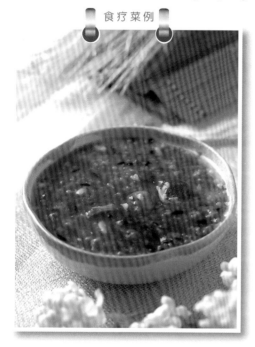

主料：黑米 70 克，大米 50 克。

辅料：红枣、桂圆、冰糖各适量。

❋ 制作过程

◆ 1. 将黑米、大米淘洗干净，用水浸泡 30 分钟。

◆ 2. 将红枣和桂圆去核用水冲洗干净。

◆ 3. 将黑米、大米加入到陶瓷煲中，加入适量水，中火煮沸；加入红枣和桂圆肉，转小火熬制 45 分钟左右，加冰糖调味即可。

【食疗分析】黑米中的黄铜类化合物能维持血管正常渗透压，减轻血管脆性，防止血管破裂和止血。

【饮食宜忌】红枣可以经常食用，但不可过量，否则会有损消化功能，造成便秘等。枣皮纤维含量很高，不容易消化，多吃会胀气。

小麦

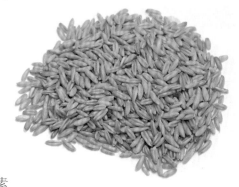

◆ **别名**：白麦

◆ **食用性质**：味甘，性凉

◆ **食疗成分**：植物蛋白、矿物质、维生素

小麦是一种在世界各地广泛种植的禾本植物小麦的种仁，是重要的粮食之一。小麦因播种季节不同可分为春小麦和冬小麦；按麦粒粒质可分为硬小麦和软小麦；按麦粒颜色可分为白小麦、红小麦和花小麦。

营养功效

小麦含有丰富的植物蛋白、矿物质和维生素，而且嘌呤含量较低，痛风患者经常食用能够较好地补充能量，促进尿酸的排出。

进食小麦可以降低血液循环中的雌激素的含量，从而达到防治乳腺癌的目的。对于更年期妇女，食用未精制的小麦还能缓解更年期综合征。小麦粉（面粉）还有很好的嫩肤、除皱、祛斑的功效。

小麦磨面粉后剩余之麦麸（即麦皮）有缓和神经的功能，能除烦、解热、润脏腑、安神经。现代医学证实，小麦麸含有丰富的维生素B_1和蛋白质，可辅助治疗脚气病、末梢神经炎等症。

饮食宜忌

小麦适宜心血不足引起的失眠多梦、心悸不安、多呵欠、喜悲伤欲哭，古称妇人脏燥（癔病）者食用，也适宜妇女回乳时食用。

患有脚气病、末梢神经炎者宜食小麦；体虚自汗盗汗多汗者，宜食浮小麦。

购存技巧

购买小麦时，应选择颗粒饱满、无块状、无虫的为佳。

小麦应置于阴凉干燥处储存，注意防潮防虫；存放时间适当长些的小麦面粉比新磨的面粉的品质好，民间有"麦吃陈，米吃新"的说法。

食用方法

小麦可煎汤、煮粥，或制成面食食用；也可炮制研末外敷，治痈肿、外伤及烫伤。

对妇人脏燥者，小麦宜与大枣、甘草同食；对自汗盗汗者，小麦宜与大枣、黄芪同食。漂浮水面的干瘪小麦称浮小麦，止汗力更好。

主料：小麦 150 克，糯米粉 200 克。
辅料：咸鱼 50 克，糖、胡椒粉各适量。

❋ 制作过程

◆ 1. 将小麦用水浸发；咸鱼切粒状。
◆ 2. 把糯米粉、小麦、咸鱼粒、水、糖、鸡精、胡椒粉和匀成粉浆。
◆ 3. 在不粘锅中放入一个模子，把粉浆倒入模子内，煎至金黄色即可。

食疗分析 胡椒的主要成分是胡椒碱，也含有一定量的芳香油、粗蛋白、粗脂肪及可溶性氮，能祛腥、解油腻、助消化；胡椒还对胃寒所致的胃腹冷痛、肠鸣腹泻有一定的缓解作用，并能辅助治疗风寒感冒。

饮食宜忌 消化道溃疡、咳嗽咯血、痔疮、咽喉炎症、眼疾患者慎食胡椒；咸鱼不可过量食用；高血压病人、高温条件下工作人士忌食咸鱼。

鱼香小麦饼

食疗菜例

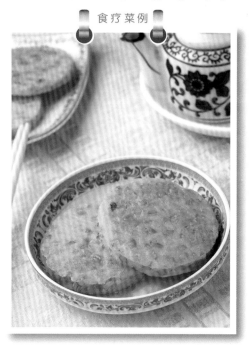

甜麦黑糯米粥

食疗菜例

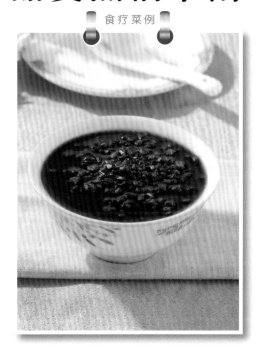

主料：黑糯米、小麦各 100 克。
辅料：糖适量。

❋ 制作过程

◆ 1. 把黑糯米和小麦洗净，去除杂质，放入沸水内，用中火煲成稀粥。
◆ 2. 加入糖拌匀即可。

食疗分析 小麦的主要成分是碳水化合物、淀粉、蛋白质、氨基酸和 B 族维生素，营养价值高，是补充人体热量和植物蛋白的重要来源，面包和点心尤其是全麦面包是抗忧郁食物，对缓解精神压力、情绪紧张等有一定的功效；小麦中的不可溶性膳食纤维还可以预防便秘。

饮食宜忌 糖尿病患者忌食糖；糖很容易生螨，存放日久的糖不要生吃，应煮开后食用；糖品的保存期一般为 18 个月，勿超期存放。

大 米

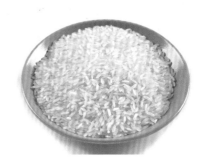

◆ **别名**：稻米

◆ **食用性质**：味甘，性平

◆ **食疗成分**：碳水化合物、钾、镁

大米是中国人的主食之一，由稻子的子实脱壳而成。稻米按照品种类型分为籼米、粳米和糯米三类；按加工精度不同可分为特等米和标准米；按产地或颜色不同可分为白米、红米、紫红米、血糯、紫黑米、黑米等。

营养功效

大米含有丰富的碳水化合物、钾、镁等元素，可有效地改变人体酸性体质，促进尿酸的排泄，对缓解痛风症状非常有益。

用大米熬成米粥，是补充人体营养素的基础食物，具有补脾、和胃、清肺功效。

米粥有益于婴儿的发育和健康，能刺激胃液的分泌，有助于消化，并对脂肪的吸收有促进作用，亦能促使奶粉中的酪蛋白形成疏松而又柔软的小凝块，使之容易消化吸收。

饮食宜忌

大米适宜一切体虚之人、高热之人、久病初愈、妇女产后、老年人、婴幼儿消化力减弱者，煮成稀粥调养食用。

糖尿病患者不宜多食大米。

购存技巧

挑选大米时要认真观察米粒颜色，表面呈灰粉状或有白道沟纹的是陈大米，其量越多说明大米越陈；同时，要捧起大米闻一闻气味是否正常，如有霉味说明是陈大米。

冬季大米存放时通风最有利，既能降温，又可散湿。夏季大米保存的关键是密闭、阴凉、干燥，并且要低温密封放入冰箱冷藏室。

食用方法

大米做成粥更易于消化吸收，但制作大米粥时千万不要放碱，因为大米是人体维生素 B_1 的重要来源，碱能破坏大米中的维生素 B_1，会导致维生素 B_1 缺乏，出现脚气病。

用大米制作米饭时一定要"蒸"，不要"捞"，因为捞饭会损失掉大量维生素。

主料：大米、松子仁各 50 克。

辅料：糖、葱各适量。

✲ 制作过程

◆ 1. 将松子仁洗净碾碎；大米洗净，浸泡待用；葱洗净切花。

◆ 2. 锅中煮沸适量的水，加入大米、松子仁以中火煮沸，改小火慢熬煮至熟。

◆ 3. 撒入葱花，调入适量糖拌匀即可。

食疗分析 松子中所含的大量矿物质如钙、铁、钾等，能给机体组织提供丰富的营养成分，强壮筋骨，消除疲劳，对老年人保健有极大的益处。

饮食宜忌 松子仁适宜中老年体质虚弱、大便干结、心脑血管疾病以及慢性支气管炎久咳无痰之人食用；便溏、精滑、咳嗽痰多、腹泻者忌用；因松子仁含油脂丰富，所以胆功能严重不良者应慎食。

松仁大米粥

食疗菜例

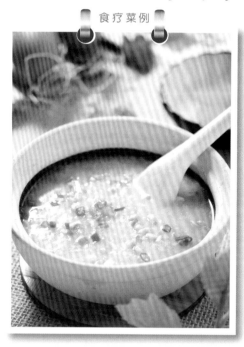

大米粥泥

食疗菜例

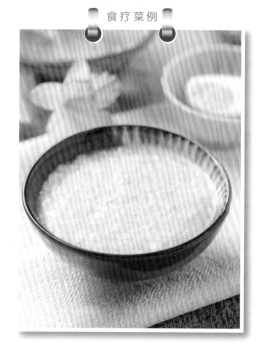

主料：大米 50 克。

辅料：鸡蛋黄、水各适量。

✲ 制作过程

◆ 1. 将鸡蛋黄捣成蛋黄泥；把大米淘净，加入适量水，放入小锅中，用小火煮至烂粥。

◆ 2. 将烂粥滤去粗渣，加入蛋黄泥，搅拌均匀即可。

食疗分析 蛋黄中的卵磷脂被人体消化后可以释放出胆碱，胆碱通过血液到达大脑，可以避免智力衰退，增强记忆力，还可促进肝细胞再生，提高人体血浆蛋白的含量，促进机体的新陈代谢，增强免疫力。

饮食宜忌 哮喘患者、高胆固醇者忌吃（或少吃）鸡蛋黄；胃功能不全的儿童及皮肤生疮化脓的儿童也不宜多吃；鸡蛋黄不能与红糖、糖精、豆浆、兔肉同食。

图书在版编目（CIP）数据

痛风食疗菜谱 / 犀文图书编. — 南京：江苏科学
技术出版社，2013.3
（常见病食疗菜谱丛书）
ISBN 978-7-5537-0135-6

Ⅰ.①痛… Ⅱ.①犀… Ⅲ.①痛风—食物疗法—菜谱
Ⅳ.①R247.1②TS972.161

中国版本图书馆CIP数据核字(2012)第237860号

常见病食疗菜谱丛书

痛风食疗菜谱

策划·编写	犀文圖書
责 任 编 辑	樊　明　葛　昀
责 任 校 对	郝慧华
责 任 监 制	曹叶平　周雅婷

出 版 发 行	凤凰出版传媒股份有限公司
	江苏科学技术出版社
出版社地址	南京市湖南路1号A楼，邮编：210009
出版社网址	http://www.pspress.cn
经　　销	凤凰出版传媒股份有限公司
印　　刷	广州汉鼎印务有限公司

开　　本	710mm×1 000mm　1/16
印　　张	10
字　　数	100 000
版　　次	2013年3月第1版
印　　次	2013年3月第1次印刷

标 准 书 号	ISBN 978-7-5537-0135-6
定　　价	29.80元

图书如有印装质量问题，可随时向印刷厂调换。